Dr. Andrea Flemmer

NEUSTART FÜR DIE NIEREN

Dr. Andrea Flemmer

NEUSTART FÜR DIE NIEREN

Wie Sie die lebenswichtigen Organe natürlich reinigen und dauerhaft stärken

riva

Bibliografische Information der Deutschen Nationalbibliothek
Die Deutsche Nationalbibliothek verzeichnet diese Publikation in der Deutschen Nationalbibliografie. Detaillierte bibliografische Daten sind im Internet über https://dnb.de abrufbar.

Für Fragen und Anregungen
info@m-vg.de

Wichtige Hinweise
Dieses Buch ist für Lernzwecke gedacht. Es stellt keinen Ersatz für eine individuelle medizinische Beratung dar und sollte auch nicht als solcher benutzt werden. Wenn Sie medizinischen Rat einholen wollen, konsultieren Sie bitte einen qualifizierten Arzt. Der Verlag und die Autorin haften für keine nachteiligen Auswirkungen, die in einem direkten oder indirekten Zusammenhang mit den Informationen stehen, die in diesem Buch enthalten sind.

Ausschließlich zum Zweck der besseren Lesbarkeit wurde auf eine genderspezifische Schreibweise sowie eine Mehrfachbezeichnung verzichtet. Alle personenbezogenen Bezeichnungen sind somit geschlechtsneutral zu verstehen.

Originalausgabe
7. Auflage 2025

Türkenstraße 89
80799 München
Tel.: 089 651285-0

Redaktion: Simone Fischer
Umschlaggestaltung: Sonja Vallant
Umschlagabbildung: shutterstock/Vladislav Noseek, Moving Moment, Dusan Zidar Grafiken: S. 10: Shutterstock/NoPainNoGain; S. 11: Shutterstock/okili77; S. 12: Shutterstock/Vecton
Satz: Carsten Klein, Torgau
Druck: GGP Media GmbH, Pößneck
Printed in Germany

Wir produzieren nachhaltig
www.m-vg.de

ISBN Print 978-3-7423-1270-9
ISBN E-Book (EPUB) 978-3-7453-0966-9

Weitere Informationen zum Verlag finden Sie unter
www.rivaverlag.de
Beachten Sie auch unsere weiteren Verlage unter www.m-vg.de

Inhalt

Selbsthilfe bei Nierenproblemen

Gesunde Nieren nimmt man als selbstverständlich hin. Sie gelten als Klärwerk unseres Körpers. Funktionieren sie nicht mehr richtig, kann dies sogar tödlich enden. In Deutschland sind derzeit etwa 10.000 Menschen auf ein Nierenersatzverfahren wie Dialyse oder Transplantation angewiesen. Und: Nach Angaben der Deutschen Gesellschaft für Nephrologie leben in Deutschland rund neun Millionen Menschen mit Nierenschäden. Schätzungsweise zwei Millionen von ihnen bräuchten eine Behandlung, doch die meisten wissen nichts von ihrem Problem, weil die Nieren nicht schmerzen.

Ab dem 36. Lebensjahr sollten die Nierenwerte regelmäßig überprüft werden. Denn man kann eine Erkrankung nur feststellen, wenn sie rechtzeitig erkannt wird, selbst wenn bisher keine Symptome vorliegen. Wartet man hingegen, bis sich Symptome zeigen, ist es meist schon zu spät.

Besonders gefährlich für die Nieren sind Schmerzmittel, die man in der Regel durch ebenso wirksame, aber harmlose Mittel ersetzen kann. Insbesondere bestimmte Heilkräuter können helfen, aber auch die richtige Ernährung ist von entscheidender Bedeutung. Auch eine Blasenentzündung abzuwehren, ist hilfreich für die Nieren, damit die Bakterien nicht in die Nieren gelangen. Bei Männern sollte außerdem die Prostata gesund erhalten werden.

Wie Sie es gar nicht erst zu einer Nierenerkrankung kommen lassen, Beschwerden entgegenwirken und welche Möglichkeiten der Selbsthilfe es gibt, wird in diesem Buch ausführlich dargestellt. Mit dem 7-Tage-Plan biete ich Ihnen außerdem ganz praktische Hilfestellung, die Nieren dauerhaft gesund zu erhalten.

Ihre
Dr. Andrea Flemmer

TEIL 1

IHR NATÜRLICHER FILTER: AUFBAU UND FUNKTION DER NIEREN

Die Nieren – Organe mit immenser Leistung

Ein gesunder Mensch hat in der Regel zwei Nieren, jedoch kann man auch mit nur einer Niere ohne Beschwerden leben.

Ärzte, die sich mit den Nieren beschäftigen, nennt man Nephrologen. Ihr Wissensgebiet ist die Nephrologie als Teilgebiet der Inneren Medizin sowie die Urologie. Auch die Bezeichnung renal hat mit der Niere zu tun und leitet sich vom lateinischen Wort *ren* für Niere ab.

Unsere Nieren leisten jeden Tag enorme Arbeit: Das Blut gelangt über die Hauptschlagader in die Nieren. Sie filtern die gesamte Blutmenge von 5–6 Litern bis zu 300-mal pro Tag. Auf diese Weise passieren bei einem Erwachsenen täglich etwa 1800 Liter Blut die Nieren, das sind circa 15 Badewannen Blut. Für die Filterung unseres gesamten Blutes brauchen die Nieren nur eine Stunde. Daraus werden etwa 180 Liter Primärharn gebildet, der auf weniger als zwei Liter Endharn konzentriert wird.

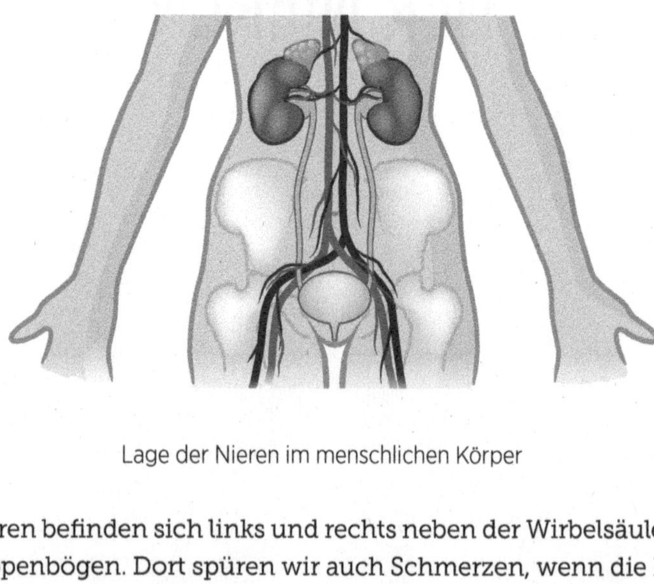

Lage der Nieren im menschlichen Körper

Die Nieren befinden sich links und rechts neben der Wirbelsäule unter den Rippenbögen. Dort spüren wir auch Schmerzen, wenn die Nieren erkrankt sind. Jede Niere wiegt etwa 135 bis 150 g und ist etwa so groß wie eine Faust. Bei Erwachsenen sind sie elf bis zwölf Zentimeter lang und fünf bis sechs Zentimeter breit. Ihre Form erinnert an Bohnen, die zu groß geraten sind. Die linke Niere liegt etwa 1,5 Zentimeter höher als die rechte, da unsere Leber viel Platz benötigt und dadurch eine Niere verschiebt.

Die Nieren bestehen aus einer Kapsel (Capsula fibrosa), der Rinde (Cortex renalis) und dem Mark (Medulla renalis). Der eingebuchtete Nierenrand ist nach innen zur Wirbelsäule gerichtet und dort treten die Harnleiter (Ureter) aus den Nieren aus.

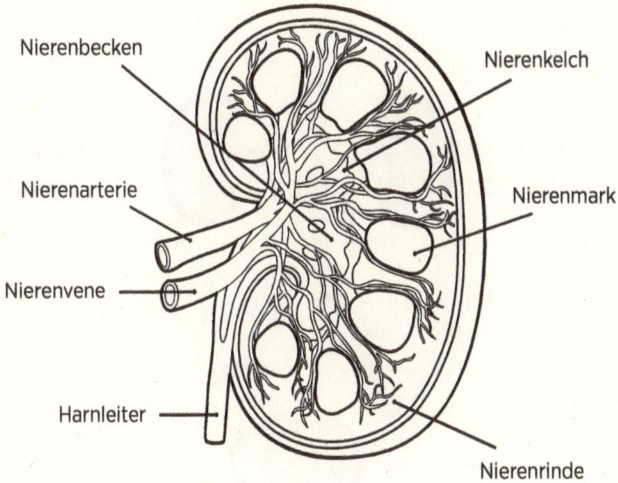

Anatomie der Niere

Der in den Nieren gebildete Harn läuft in das Nierenbecken. Von dort fließt er über den Harnleiter in die Harnblase, wo er gesammelt wird. Über die Harnröhre gelangt der Urin dann nach außen.

Für die Hauptaufgabe der Nieren – die Filterung des Blutes – sind winzige Einheiten, die sogenannten Nephrone, zuständig, von denen wir etwa 1 Million haben. Diese wiederum bestehen aus Nierenkörperchen und Nierenkanälchen (Tubuli). Wie alles in unserem Körper werden auch die etwa 2,4 bis 3 Millionen Nierenkörperchen durchblutet.

Die Blutgefäße der Nierenkörperchen nennt man Glomeruli. In ihnen wird das Blut gefiltert und es entsteht der sogenannte Primärharn, der noch zahlreiche Stoffe enthält, die für den Körper wertvoll sind. Dieser Harn gelangt dann in die kleinen Harntransportwege, die Tubuli. Letztere münden in die im Nierenmark liegende sogenannte Henle-Schleife. Dort und in den Tubuli findet die sogenannte Feinabstimmung des Harns statt. Das bedeutet, dass Flüssigkeit und Substanzen, wie Kalium und Natrium, die zuerst aus den Blutgefäßen herausgefiltert wurden, je nach Bedarf des Körpers wieder aus dem Primärharn entfernt und in den Körper aufgenommen werden. Andere Stoffe dagegen werden hinzugefügt.

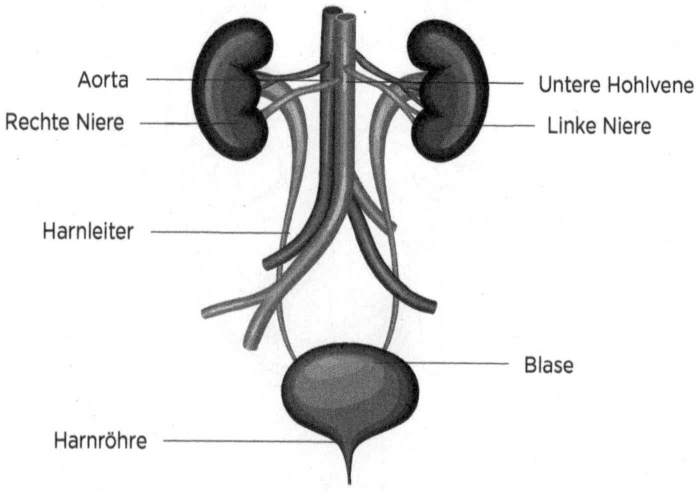

Der Harntrakt

Nieren und Harnleiter werden auch als oberer Harntrakt bezeichnet, Blase und Harnröhre als unterer Harntrakt. Die Harnröhre ist bei der Frau aus anatomischen Gründen deutlich kürzer als beim Mann. Dies ist auch der Grund, warum Frauen eher an einer Blasenentzündung erkranken als Männer, denn Keime gelangen über den kurzen Weg leichter in die Blase und lösen dort eine Blasenentzündung aus.

Die Nieren verkraften viel. Wenn jedoch mehr als die Hälfte der Nephronen zerstört sind – was durch Diabetes mellitus, oft in Kombination mit Bluthochdruck oder Entzündungen der Niere geschehen kann –, schaffen sie ihre Arbeit nicht mehr. Die Folge: Es sammeln sich gesundheitsschädliche Substanzen im Körper an und schädigen die Organe, was innerhalb kurzer Zeit zu ersten Vergiftungserscheinungen führen kann. Das Tückische ist, dass man die Schäden lange nicht bemerkt.

Die Aufgaben der Nieren

Unsere beiden Nieren sind unser Entgiftungs- und Ausscheidungsorgan. Das bedeutet, dass sie Stoffe aus dem Blut filtern, die dort überflüssig sind oder schlichtweg nicht dort hingehören, zum Beispiel Harnstoff, der im Zuge des Eiweißstoffwechsels entsteht. Dazu kommen eine Vielzahl anderer Substanzen, die vom Körper gebildet oder über die Nahrung aufgenommen wurden. Mit anderen Worten: Die Nieren halten das innere Milieu konstant, also im Gleichgewicht. Man nennt dieses Gleichgewicht Homöostase.

Die Nieren haben zusammenfassend folgende Aufgaben oder sind daran beteiligt:

- **Ausscheidung von Stoffwechselendprodukten:** Sogenannte harnpflichtige Substanzen (beispielsweise Harnsäure, Harnstoff, Kreatinin) und gesundheitsschädliche Stoffe, wie zum Beispiel Medikamentenrückstände, werden ausgeschieden. Dies geschieht durch Bildung des Harns, der schließlich über die Harnwege aus dem Körper ausgeschieden wird.
- **Osmoregulation:** So wird die Ausbalancierung beziehungsweise Regulation des Flüssigkeitshaushalts des Körpers bezeichnet. Dies geschieht, indem die Nieren entweder Wasser zurückhalten oder vermehrt mit dem Urin ausscheiden. Halten sie Wasser zurück, gelangt mehr Flüssigkeit in die Blutgefäße. Als Folge davon nimmt die Blutmenge zu und der Blutdruck

steigt. Scheiden die Nieren dagegen mehr Wasser aus, sinkt die Blutmenge und damit der Blutdruck. Damit sind die Nieren auch an der Regulation des Blutdrucks beteiligt.

- **Regulation und Kontrolle der Zusammensetzung des Harns**
- **Kontrolle des Elektrolythaushalts:** Die Nieren steuern den Salz-Wasser-Haushalt. Unter Elektrolyten versteht man kleine, geladene, gelöste Teilchen, die sogenannten Ionen, die entscheidend für die Flüssigkeitsverteilung und den Wasserhaushalt im menschlichen Organismus sind. Zu den wichtigsten Elektrolyten im Körper gehören Natrium, Kalium, Kalzium und Magnesium (positiv geladen) sowie Chlorid, Bikarbonat und Phosphat (negativ geladen).
- **Reinigung des Blutes:** Die Nieren sorgen zusammen mit der Leber für die Entgiftung unseres Körpers.
- **Filtrierung des Blutes:** Blutanteile, wie zum Beispiel bestimmte Eiweiße, unterhalb einer gewissen Größe werden abfiltriert, die entsprechend der Bedeutung für den Organismus größtenteils wieder zurückgewonnen werden.
- **Regulation des pH-Wertes:** Der Säure-Basen-Haushalt muss stets konstant gehalten werden. Unser Körper und unser Blut haben einen bestimmten Säuregrad, der in engen Grenzen gehalten werden muss, damit man gesund bleibt. Dazu leisten die Nieren einen erheblichen Beitrag.
- **Vitamin-D-Aktivierung:** Die Nieren überführen das im Körper gebildete Vitamin D in seine aktive Form, das sogenannte Calcitriol oder Vitamin D3, das zum Beispiel die Kalziummenge im Körper reguliert (siehe Seite 87).
- **Energiestoffwechsel:** Befindet sich zu wenig Zucker (Glukose = Traubenzucker) im Blut, kann die Niere selbst Zucker herstellen und an das Blut abgeben. Man bezeichnet das als Gluconeogenese, also die Neubildung von Traubenzucker.
- **Abbau von Peptidhormonen** (Hormone, die aus Eiweiß bestehen)
- **Hormonbildung:** Die Nieren bilden Hormone, die zum Beispiel an der Blutbildung oder an der Regulation des Blutdrucks be-

teiligt sind. Das sind folgende Hormone oder hormonähnliche Wirkstoffe:

- **Erythropoetin (EPO):** Es regt die Bildung der roten Blutkörperchen an und wird ausgeschüttet, wenn die Nierenrinde mit Sauerstoff unterversorgt ist.
- **Renin:** Dieses Hormon ist an der Regulation des Salz-Wasser-Haushalts und des Blutdrucks beteiligt. Es wird beispielsweise dann ausgeschüttet, wenn in den die Nieren versorgenden Gefäßen der Blutdruck zu niedrig ist.
- **Kinine und Prostaglandine:** Auch an der Bildung der Kinine (Gruppe blutdrucksenkender und entzündungsfördernder Eiweiße) und Prostaglandine (spezielle Hormone, die bei der Schmerzvermittlung und bestimmten Entzündungsprozessen eine Rolle spielen) sind die Nieren beteiligt.

Zusätzlich zu den Nieren haben wir zwei Nebennieren. Sie befinden sich auf den beiden Nieren – im Aussehen ähnlich einer kleinen Mütze. Die beiden Nebennieren bilden verschiedene lebenswichtige Hormone, unter anderem die Stresshormone Cortisol und Adrenalin sowie den Hormonvorläufer Dehydroepiandrosteron (DHEA), die Ausgangssubstanz für männliche und weibliche Sexualhormone.

Nierenprobleme erkennen

Sind die Nieren erkrankt, können sie ihre Funktion nicht mehr richtig erfüllen. In der Folge können Flüssigkeit und Abfallstoffe dann nicht mehr so gut ausgeschieden werden. Leider spüren Betroffene oft lange Zeit nichts davon, denn eine Nierenschwäche verursacht zu Beginn keinerlei Symptome. Tatsächlich erkranken aber immer mehr Menschen daran. Dabei ist vor allem eine frühzeitige Behandlung wichtig. Erste Symptome können zum Beispiel Wassereinlagerungen in den Beinen sein. Wenn die Nieren nicht mehr in der Lage sind, ihre

Funktion ausreichend zu erfüllen, ist man auf eine Blutwäsche – medizinisch als Dialyse bezeichnet – oder eine Nierentransplantation angewiesen.

Wenn die Nieren krank sind, beginnen sie unpräzise zu arbeiten. Dazu gehört, dass Substanzen wie Eiweiß in den Urin gelangen. Das bemerkt man im Rahmen der Frühdiagnostik, wenn man den Eiweißbaustein Albumin im Urin findet. Ist dieser Wert im Urin wiederholt erhöht, ist dies auch bei normaler Nierenfunktion ein Frühzeichen einer Nierenschädigung.

Symptome für Nierenprobleme

Bei den Nieren dauert es oft lange, bis man bemerkt, dass sie Probleme haben. Man fühlt sich eigentlich gar nicht krank. Erste Anzeichen sind ganz allgemein und werden selten als Nierenprobleme erkannt. Diese sind:

- Kopfschmerzen
- Müdigkeit
- Appetitlosigkeit
- Selten auch Übelkeit oder Erbrechen
- Angeschwollene oder taube Hände und Füße
- Häufiger Harndrang

Ist die Nierenerkrankung bereits fortgeschritten, kann man dies an einer Reihe typischer Symptome erkennen:

- Appetitlosigkeit
- Übelkeit und Erbrechen
- Konzentrationsschwierigkeiten
- Juckreiz
- Erhöhter Blutdruck
- Grau verfärbte Haut
- Atemnot

- Wasseransammlungen, vor allem am Augenlid und in den Unterschenkeln

Sind die Nieren gesund, produzieren sie pro Tag etwa einen halben Liter Urin. Damit werden alle Schadstoffe ausgeschieden. Ist man nierenkrank, benötigt man wesentlich mehr Urin. Zwei Liter und mehr können dann nötig sein, um richtig zu entgiften. Das ist insbesondere dann lästig, wenn man nachts zur Toilette muss.

Bei manchen Nierenproblemen treten die Symptome schnell auf, sodass man diese eigentlich sehr zügig bemerkt. Bei Nierenkoliken bemerkt man die starken Schmerzen sofort, Nierenentzündungen können Fieber und Schmerzen verursachen, die Richtung Blase ausstrahlen.

Wichtig, um zu erkennen, ob die Nieren Probleme haben, ist auch die Farbe des Urins. Normalerweise ist der Urin (je nachdem, wie viel man getrunken hat) weißlich, gelblich oder bräunlich – niemals jedoch rötlich, es sei denn, man hat Rote Bete gegessen.

- Ist der Urin rötlich, kann dies auf Blut im Urin und eine Nierenentzündung hinweisen.
- Ist der Urin trüb, kann eine Entzündung des Nierenbeckens die Ursache sein.
- Schäumt der Urin, kann dies auf die Ausscheidung von Eiweiß und damit auf eine Nierenfehlfunktion hinweisen.

Symptome einer Nierenschwäche

Leider werden in höherem Alter auch die Nieren von Natur aus schwächer. Dazu kommt, dass viele Personen Schmerzmittel einnehmen, die ebenso wie zahlreiche Erkrankungen die Entgiftungsorgane belasten.

Folgende Symptome können auf eine Nierenschwäche hindeuten:

- Hoher Blutdruck
- Stechende Kopfschmerzen

- Wassereinlagerungen in den Beinen
- Hautspannungen
- Schaum auf dem Urin

So kann zum Beispiel eine Autoimmunerkrankung, wie beispielsweise Lupus erythematodes (Schmetterlingsflechte), zu einer chronischen Entzündung der Nieren führen, die den Blutdruck nach oben treibt und dadurch starke Kopfschmerzen auslöst. Risikopatienten mit Diabetes mellitus und Bluthochdruck wird einmal im Jahr zur Laborkontrolle geraten. Man achtet beim Urintest auf Blut- und Eiweißspuren, die schnell Auskunft über Schäden an den Organen geben. Dies kombiniert man im Rahmen des routinemäßigen Check-ups am besten mit einer Blutprobe.

Folgende Risikofaktoren für eine Nierenschwäche sind bekannt:

- **Bluthochdruck:** Leidet man längere Zeit unter hohem Blutdruck, der sich mit Medikamenten nicht gut senken lässt, sollte man unbedingt seine Nierenfunktion überprüfen lassen. Ist der Blutdruck dauerhaft erhöht, schadet dies den Gefäßen, inklusive der kleinen Nierengefäße. Dies ist auch der Grund, warum bei jedem fünften Dialysepatienten der Bluthochdruck die Ursache einer chronischen Nierenschwäche ist.
- **Diabetes:** Jeder dritte Dialysepatient ist Diabetiker, denn ein zu hoher Blutzucker kann die Filter der Nieren schädigen.
- **Übergewicht:** Im Fettgewebe des Körpers kommt es oft zu Entzündungsreaktionen, die die Nieren gefährden. Zusätzlich verursachen zu viele Pfunde auf Dauer Diabetes und Herz-Kreislauf-Erkrankungen, kombiniert mit einer geringeren Lebenserwartung. Ist man bereits als Kind oder Jugendlicher stark übergewichtig und leidet an Diabetes Typ 2, besteht die Gefahr einer Nierenschädigung, die bereits mit 30 bis 45 Jahren in die Dialyse führt, also eine regelmäßige maschinelle Blutwäsche für den Rest des Lebens erforderlich macht.
- **Rauchen:** Während des Rauchens lässt die Filterfunktion der Nieren drastisch nach, da Rauchen den Blutdruck in die Höhe

treibt. Und Bluthochdruck gehört nun einmal zu den gravierendsten Ursachen für Nierenfunktionsstörungen.

- **Ungesunde Ernährung** mit viel rotem Fleisch: 2016 belegte eine Studie den direkten Zusammenhang von Nierenversagen und dem Konsum von rotem Fleisch (Rindfleisch, Kalbfleisch, Schweinefleisch, Schaffleisch, Lammfleisch). Je mehr die Versuchsteilnehmer davon über einen Zeitraum von mehr als 15 Jahre aßen, desto größer war das Risiko, an chronischem Nierenversagen zu erkranken. Für andere Fleischsorten oder Eier konnte man keinen solchen Zusammenhang feststellen, während Sojaprodukte offensichtlich einen eher schützenden Effekt auf die Nieren aufwiesen.
- **Konventionelle Schmerzmittel:** Medikamente wie Ibuprofen oder Diclofenac, die über einen längeren Zeitraum hinweg eingenommen werden, führen zu einer Einschränkung der Nierenfunktion und können das Nierengewebe direkt schädigen

Die Nierenwerte

Die Funktion der Nieren kann anhand der Urinmenge, der Konzentration des Urins und der harnpflichtigen Substanzen im Blut abgeschätzt werden. Folgende Nierenwerte im Blut und im Urin sind dafür wichtig:

- Der Kreatininwert im Blut gibt Aufschluss über die Nierengesundheit. Die Säure Kreatin versorgt die Muskeln mit Energie. Ihr Abbauprodukt ist das Kreatinin, das durch die Nieren ausgeschieden wird. Es reichert sich dann im Blut an, wenn die Nieren nicht ausreichend arbeiten. Der Wert ist allerdings nur bedingt zuverlässig, da er erst dann erhöht ist, wenn die Nierenfunktion bereits um mehr als 50 % reduziert ist.
- Findet man im Urin eine erhöhte Eiweißmenge, so deutet dies ebenfalls auf einen Nierenschaden hin.
- Aufwendiger, aber empfindlicher sind die Labortests auf das Eiweiß Cystatin C und den im Blut frei zirkulierenden Urokina-

se-Rezeptor, abgekürzt suPAR. Diese beiden weisen bereits lange vor den ersten Symptomen auf ein Nierenproblem hin. suPAR ist nicht nur ein Marker für eine Nierenerkrankung, sondern kann diese wohl auch selbst fördern. Deshalb vermutet man, dass sich Nierenerkrankungen möglicherweise behandeln lassen müssten, wenn man dieses suPAR aus dem Blut entfernt. Dies wäre mithilfe eines Blutwäscheverfahrens, der sogenannten Plasmapherese, möglich. Dazu gibt es auch schon erste positive wissenschaftliche Ergebnisse, dennoch ist diese Behandlung Zukunftsmusik und man sollte einer Nierenschwäche besser vorbeugen.

DER UROKINASE-REZEPTOR – SUPAR

Die Urokinase ist ein spezielles Enzym (siehe Glossar), das man eigentlich zur Behandlung eines Herzinfarktes oder ähnlicher Gefäßverschlüsse einsetzt. Ist sie an ihren speziellen Rezeptor (ein spezielles Eiweiß, das genau an dieses Enzym bindet) gebunden, löst sie verstärkt Eiweiß auf. Wenn man sie vermehrt nachweisen kann, weist dies auf Nierenprobleme hin.

Die korrekte Diagnose: Untersuchungsmethoden für die Nieren

Hat man Schmerzen im Rücken, ein dumpfes, anhaltendes Druckgefühl in der Lendengegend oder ein Brennen beim Wasserlassen, sind dies Warnzeichen für Nierenprobleme, mit denen man unbedingt sofort zum Urologen oder Nephrologen gehen sollte.

Die Leistungsfähigkeit der Nieren wird folgendermaßen abgeschätzt:

- Mit der sogenannten renalen Clearance versucht man herauszufinden, wie eine zugeführte Substanz aus dem Blutplasma herausgefiltert wird. Nimmt diese Leistung ab, nennt man das Niereninsuffizienz.

- Mit der sogenannten Inulin-Clearance wird das Filtrationsvermögen der Nieren gemessen. Dazu gibt man dem Patienten Inulin (ein spezieller Ballaststoff) und misst, wie viel vom verabreichten Stoff pro Zeiteinheit wieder ausgeschieden wird. Dieser Wert liegt für einen gesunden Jugendlichen bei etwa 125 ml/min. Ist er geringer, deutet dies auf eine Störung der Nierenfunktion hin (Niereninsuffizienz). Wird man älter, sinkt er auf 60–65 ml/min ab. Wichtig ist dieser Wert bei der Dosierung von Medikamenten, die über die Nieren ausgeschieden werden. Da bei älteren Patienten der Wert oft geringer ist, muss auch ihre Medikamentendosis verringert werden.
- Die Kreatinin-Clearance ist einfacher durchzuführen und wird deshalb in der Klinik der Inulin-Clearance vorgezogen. Dazu wird die Ausscheidung von Kreatinin gemessen. Diese entspricht ungefähr derjenigen von Inulin. Ein großer Vorteil dieser Messung ist, dass die Infusion, die bei der Messung der Inulin-Clearance erforderlich ist, entfällt.

Zu den wichtigsten Werten zur Beurteilung der Nierenfunktion gehört auch die sogenannte glomeruläre Filtrationsrate, abgekürzt GFR. Vereinfacht gesagt untersucht man hierbei, wie viel von einer Substanz im Blut ist – und wie viel davon mit dem Harn ausgeschieden wird. Die GFR gibt an, welche Menge Flüssigkeit die Nierenkörperchen in einer bestimmten Zeit filtern. Ist man gesund, sind das 135 bis 180 Liter pro Tag. Ist die GFR niedrig, deutet dies auf eine Einschränkung der Nierenfunktion hin. Um die GFR zu berechnen, benötigt man den Kreatininwert, Alter und Geschlecht des Patienten.

Davon abgesehen gibt es folgende Untersuchungsmethoden für die Nieren:

- Erhebung der Krankheitsgeschichte (Anamnese)
- Bei typischen Symptomen eines unkomplizierten Harnwegsinfekts bei Frauen kann auf eine weiterführende Diagnostik verzichtet werden.
- Körperliche Untersuchung

- Handelt es sich um komplizierte oder im Krankenhaus erworbene Infektionen, müssen weitergehende Untersuchungen durchgeführt werden. Dabei steht an erster Stelle der Nachweis des Erregers im Labor.

Einfach ist eine erste Untersuchung des Urins mittels Teststreifen. Damit können folgende Substanzen nachgewiesen werden:

- Eiweiß
- Blut
- Zucker
- weiße Blutkörperchen (Leukozyten)
- Nitrit und eventuell vorliegende rote Blutkörperchen

Nitrit weist man deshalb nach, weil die Substanz von vielen der infektverursachenden Bakterien (zum Beispiel auch Escherichia coli) gebildet wird. Fehlt Nitrit, zeigt das allerdings noch nicht, dass kein Infekt vorhanden ist.

Die weißen Blutkörperchen sind im Rahmen einer Entzündungsreaktion die Antwort des Immunsystems auf die Erreger. Entstehen Ablagerungen des Urins am Boden des Probeglases (Urinsediment), kann man dort möglicherweise weiße Blutkörperchen finden, deren Anzahl für die Diagnose sehr bedeutend ist. Auch eine Untersuchung unter dem Mikroskop ist wichtig, da man Bakterien und größere Keime dann möglicherweise direkt sehen kann. In diese Sparte gehört auch die vorher erläuterte Kreatinin-Clearance. Die Elektrolyte können im Urin festgestellt werden.

Schließlich helfen auch die Inaugenscheinnahme und der Geruch des Urins weiter. Im Blut werden folgende Parameter ermittelt:

- Kreatinin
- Kalium
- Harnstoff
- Harnsäure
- Cystatin C

Auch eine Untersuchung auf Nierensteine ist möglich. Folgende bildgebende Verfahren werden angewandt:

- Ultraschall
- Kontrastmitteldarstellung der Niere durch Röntgen, genannt »i.v.-Pyelogramm« (intravenöses Pyelogramm)
- Computertomogramm (CT) der Niere
- Magnetresonanztomografie der Niere
- Mithilfe einer Angiografie (wörtlich: Gefäßzeichnung) werden Arterien, Venen oder Lymphbahnen abgebildet. Damit kann ein Arzt krankhafte Veränderungen an diesen Gefäßen erkennen.
- Im Rahmen von nuklearmedizinischen Verfahren erhält ein Patient radioaktive Substanzen, die sich in unterschiedlicher Konzentration in den Organen oder Geweben des Menschen anreichern und die man dadurch sichtbar machen kann.
- Bei histologischen Untersuchungen, die eine Gewebeentnahme (Biopsie) erforderlich machen, werden Zellen oder Gewebeproben unter dem Mikroskop betrachtet.

Schließlich gibt es noch eine weitere Untersuchungsmethode: die Urinkultur, in deren Rahmen Bakterien angezüchtet werden. Dafür verwendet man eine Urinprobe aus dem Mittelstrahl oder Urin, der im Rahmen einer Katheterisierung gewonnen wurde, um eine mögliche Verunreinigung durch Keime außerhalb der Harnwege zu vermeiden. Werden mehr als 105 Bakterien pro Milliliter gefunden, ist von einer bakteriellen Besiedlung der Harnwege auszugehen.

Auch bei Fieber ist eine Blutuntersuchung sinnvoll. Damit kann festgestellt werden, ob Krankheitserreger im Blut sind, und auch die Art der Bakterien kann ermittelt werden. Dies sollte auch vor einer Antibiotikatherapie erfolgen, um den Erfolg der Therapie einschätzen zu können. Ist der Kreatininwert erhöht, zeigt dies eine Funktionsschädigung der Nieren an, die durch einen weit in das Nierensystem aufgestiegenen Keim verursacht sein kann. In diesem Fall sollte auch eine Ultraschalluntersuchung durchgeführt werden, um Abflusshindernisse der Harnwege als Ursache auszuschließen.

TEIL 2

GESUNDE NIEREN, GESUNDER KÖRPER: DIE NIEREN SCHÜTZEN

Gefahren für die Nieren

Leider bemerkt man leichte bis mittelgradige Einschränkungen der Nierenfunktion zu Beginn oft nicht sofort. Dies betrifft vor allem ältere Menschen, die regelmäßig Medikamente einnehmen müssen. Eine unbemerkte Niereninsuffizienz kann zu Überdosierungen von Medikamenten führen.

Einige unserer täglichen Gewohnheiten können unseren Nieren schaden. Das bedeutet nicht, dass jeder irgendwann im Laufe seines Lebens mit Nierenproblemen zu kämpfen haben wird, aber einige Verhaltensweisen können Erkrankungen begünstigen. Folgendes kann den Nieren schaden:

- **Kälte:** Die Nieren sind bezüglich Unterkühlung und Feuchtigkeit recht empfindlich. Insbesondere den Unterleib, den Rücken und ebenso die Fußsohlen sollte man warm halten. Daher sollte man immer auf eine dem Wetter angemessene Kleidung achten.
- **Salz:** Gänzlich ohne Salz zu essen, ist nicht gesund, aber zu viel davon ist nicht gut für die Nieren. Manche Menschen sind zudem noch salzempfindlicher, was bedeutet, dass ihr Blutdruck mit zunehmendem Salzgehalt der Ernährung ansteigt.
- **Zu selten zur Toilette gehen:** Geht man sehr selten auf die Toilette, vermehren sich die Bakterien im Restharn zu massiv, was Entzündungen fördert.
- **Stress:** Die Nebennieren produzieren in Stresssituationen Hormone, die das Herz schneller schlagen lassen und den Blutdruck hochtreiben. Das belastet die Nieren und kann sie auf Dauer schädigen.
- **Medikamente:** Einige Arzneimittel sind bekannt dafür, dass sie Patienten mit chronischer Nierenkrankheit schaden können. Dazu gehören die sogenannten nichtsteroidalen Antiphlogistika (entzündungshemmende Medikamente), zu denen auch die am weitesten verbreiteten Schmerzmedikamente wie

Diclofenac oder Ibuprofen zählen, die auf Seite 29 näher behandelt werden. Auch jodhaltige Röntgenkontrastmittel gehören dazu. Bestimmte Antibiotika, wie zum Beispiel Amikacin, Gentamycin, Neomycin oder Streptomycin sind für Patienten mit Nierenproblemen ebenfalls ungeeignet. Wer häufig mit intravenösen Antibiotika behandelt wird, gefährdet seine Nieren zusätzlich. Sprechen Sie mit Ihrem Arzt und weisen Sie gegebenenfalls auf Ihre Nierenprobleme hin. Wenn Sie entsprechende Medikamente nehmen müssen, lassen Sie am besten Ihre Nierenfunktion von einem Spezialisten überwachen.

Risikogruppen

Bei zehn Prozent der Deutschen ist die Nierenfunktion gestört. Bestimmte Risikogruppen sollten sich regelmäßig untersuchen lassen, dazu gehören Betroffene, die unter folgenden Gesundheitsproblemen leiden:

- Diabetes
- Gicht
- Bluthochdruck

Weitere gefährdete Personenkreise sind Raucher und Patienten, die häufig konventionelle, frei verkäufliche Schmerzmittel (siehe Seite 29) einnehmen.

Das Problem besteht darin, dass bei diesem Personenkreis das Nierengewebe schlecht durchblutet wird und möglicherweise sogar langsam abstirbt. Die Folge ist möglicherweise eine chronische Niereninsuffizienz. Das bedeutet, dass die Nieren allmählich ihre Fähigkeit verlieren, das Blut zu filtern und den Körper zu entgiften. Dann hilft nur noch eine Nierentransplantation – oder eine Blutwäsche (Dialyse).

Risikopatienten wird generell empfohlen, ihre Nierenfunktion einmal jährlich ärztlich untersuchen zu lassen. Denn einen früh erkannten Nierenschaden kann man am besten behandeln. Ist tatsächlich schon eine Niereninsuffizienz vorhanden, kann man diese zwar meistens nicht heilen, aber einen schweren Krankheitsverlauf verhindern.

SILENT KILLERS

Nierenkrankheiten werden auch als »silent killers« bezeichnet, da sie den Körper langsam und kaum merklich schädigen. Im Extremfall kann dies sogar zum Tod führen.

Warum sind ältere Menschen besonders gefährdet?

Wird man älter, benötigt man in der Regel eine Lesebrille und die Haare werden grau. Aber auch die Leistungsfähigkeit der Nieren lässt bei vielen Menschen in der zweiten Lebenshälfte nach.

Dies ist nur dann schlimm, wenn bei einem älteren Menschen noch eine zusätzliche Belastung, beispielsweise durch Diabetes mellitus, Bluthochdruck oder Rauchen, hinzukommt. In diesen Fällen kann dies schneller als bei einem jüngeren Menschen dazu führen, dass die Nierenfunktion verloren geht. Nimmt die Leistungsfähigkeit auf weniger als zehn Prozent ab, spricht man von einem Nierenversagen. Dann bleibt nur eine Nierenersatztherapie (Transplantation oder Dialyse). Dies kann man verhindern, indem man vor allem im höheren Alter alle Vorsorge- und Präventionsmaßnahmen nutzt. Erkennt man eine Nierenerkrankung rechtzeitig, kann sie aufgehalten oder zumindest verlangsamt werden. Dabei reicht schon ein Blut- und Urintest beim Hausarzt. Aus diesem Grund sollten gerade bei älteren Menschen routinemäßig alle zwei Jahre die Nierenwerte überprüft werden.

DIE HÄUFIGSTEN URSACHEN

Diabetes mellitus oder Bluthochdruck sind heutzutage die häufigsten Ursachen für eine nachlassende Nierenfunktion. Wurde eine deutlich eingeschränkte Nierenfunktion festgestellt, sollte ein Nierenfacharzt hinzugezogen werden.

Um die Nieren gesund zu erhalten, sollte man sich viel bewegen, sich gesund ernähren und nicht rauchen. Außerdem sollte man auf einen normalen Blutdruck achten und zu hohen Blutdruck nicht hinnehmen, sondern behandeln lassen. Zusätzlich hilft eine regelmäßige Kontrolle der Blutzuckerwerte, um eine eventuelle Zuckerkrankheit rechtzeitig zu erkennen und behandeln zu können.

ABNEHMENDE NIERENFUNKTION

Ab einem Alter von 45 Jahren nimmt die Nierenfunktion – egal ob man ansonsten gesund ist – kontinuierlich ab. Erreicht man schließlich 85 Jahre, beträgt die durchschnittliche Nierenleistung nur noch rund 70 %.

Schmerzmittel

Hat man Schmerzen, holt man sich oft entsprechende konventionelle Schmerzmittel in der Apotheke, die rezeptfrei angeboten werden. Die Apothekerin Kirsten Menke (siehe Literaturverzeichnis, Klindt, K.) meint dazu: »Viele Arzneimittel gehen an die Nieren. Problematisch sind vor allem Tabletten gegen Schmerzen und Entzündungen mit Wirkstoffen wie Diclofenac oder Ibuprofen und Präparate mit ASS (Acetylsalicylsäure).«

Übliche Schmerzmittel verhindern die Bildung von Schmerzbotenstoffen, wirken schmerzlindernd, fiebersenkend und gegen Entzündungen. Sie gehören zu den sogenannten »nichtsteroidalen Antirheumatika«, kurz: NSAR (nichtsteroidal heißt: es handelt sich nicht um Cortison). Sie wirken bei entzündlich bedingten Schmerzen, weil sie sich aufgrund ihrer chemischen Struktur im entzündeten Gewebe anreichern. Dort hemmen sie zwei körpereigene Enzyme mit Namen Cyclooxygenase (Cox) 1 und 2. Die Folge ist, dass dadurch die Produktion bestimmter Gewebshormone, der sogenannten Prostaglandine, gedrosselt wird. Dadurch wirken sie fiebersenkend und schmerzhemmend, haben aber auch Nebenwirkungen, die erheblich von Therapieform, Dosierung und Alter des Patienten abhängen. Generell sollten die Mittel ohne ärztlichen Rat nur in Ausnahmefällen, so niedrig dosiert wie möglich und nicht über einen längeren Zeitraum eingenommen werden. Mehr als zehn Schmerztabletten sollte man im Monat nicht ohne ärztlichen Rat schlucken.

Nimmt man die Mittel länger ein, sind Magenbeschwerden möglich. Ist man empfindlich, tritt das auch schon bei weniger Tabletten auf. Zu beachten ist auch, dass die Medikamente die Wirkung blutdrucksenkender Arzneien reduzieren und dass asthmatische Beschwerden verstärkt werden können. Im schlimmsten Fall können die Schmerzmittel Magen-Darm-Blutungen, Nieren- und Leberversagen, Schlaganfall und Herzinfarkt als Nebenwirkungen haben.

Betrachtet man die Nebenwirkungen dieser Schmerzmittel, ist es gut, dass es pflanzliche Alternativen gibt, die deutlich weniger unangenehme Folgen haben. (Mehr dazu finden Sie im Kapitel »Pflanzliche Schmerzmittel« ab Seite 135.)

Die richtige Trinkmenge

Seit Jahren werden Gesundheitsratgeber nicht müde, Trinkmengen von zwei bis drei Litern am Tag zu empfehlen. Viele Menschen haben jedoch Probleme, diese Trinkmengen jeden Tag zu erreichen, und behelfen sich mit verschiedenen Tricks (*»Ich stelle mir jeden Tag eine Karaffe mit zwei Litern Tee oder Schorle hin, damit ich nicht vergesse, diese Menge zu trinken«*).

Es ist tatsächlich vorteilhaft, dass Kinder in der Pause etwas zu trinken bekommen, damit sie sich besser konzentrieren können. Auch bei Senioren nimmt das Durstgefühl ab, sodass sie wirklich schnell zu wenig Flüssigkeit zu sich nehmen. Aber gerade jüngere, gesunde Menschen müssen nicht krampfhaft drei Liter täglich trinken, obwohl sie keinen Durst haben.

Der Nierenfacharzt Prof. Dr. Johannes Mann vom Städtischen Klinikum München-Schwabing stellte schon vor Jahren fest, dass ein gesunder Erwachsener mit normaler Tätigkeit mit einer Trinkmenge von 1 bis 1,5 Litern pro Tag gut auskommt. Mehr schadet zwar nicht, bringt aber auch nichts.

Dennoch wird immer wieder die Angst vor Dehydrierung geschürt: 12 % Flüssigkeitsmangel führe angeblich schon zur geistigen Verwirrtheit, ab 14 % drohe dann ein Kreislaufkollaps. Der Spezialist Prof. Galle von der Deutschen Gesellschaft für Nephrologie gibt jedoch Entwarnung, denn bis man 15 % seines Körperwassers verloren hat, muss ziemlich viel passieren. Dafür müssten Sie drei Tage lang bei 40 Grad durch die Wüste laufen und nichts trinken.

»Wenn der Durst kommt, ist es viel zu spät«, hörte man früher oft und regelmäßig. Deshalb trinken viele Menschen auf Vorrat. Das ist jedoch gar nicht nötig. Laut Prof. Dr. Johannes Mann braucht man nicht auf Vorrat zu trinken, denn auf unser Durstgefühl ist durchaus Verlass. Wenn wir Sport treiben oder wenn es heiß ist, haben wir mehr Durst und trinken automatisch mehr.

Man weiß inzwischen, dass alle Vorgänge des Körpers optimal ablaufen, wenn genauso viel Flüssigkeit zugeführt wie ausgeschieden wird.

Empfohlene Trinkmenge der Deutschen Gesellschaft für Ernährung

Alter	Flüssigkeitszufuhr durch Getränke [ml/Tag]
Säuglinge	400-600
Kinder 4 bis 10 Jahre	940-970
Kinder 10 bis 15 Jahre	1170-1330
Jugendliche 15 bis 24 Jahre	1530
Erwachsene 25 bis 51 Jahre	1410
Über 51 Jahre	1310

Verliert man beispielsweise durch Schwitzen etwa ein halbes Prozent seines Körpergewichts an Wasser, empfindet man Durst. Das sind bei 70 Kilogramm Körpergewicht 350 Milliliter.

Die körperliche und geistige Leistungsfähigkeit wird bei einem Wasserverlust von zwei Prozent beeinträchtigt. Das sind bei einem 70 Kilogramm schweren Menschen ca. 1400 Milliliter.

Warum muss man täglich trinken?

Wir bestehen zu über 50 Prozent aus Wasser, beim Gehirn liegt diese Rate noch um einiges höher. Wir verlieren beim Atmen, beim Schwitzen und beim Ausscheiden von Urin ständig Flüssigkeit. Damit unsere Organe funktionieren können, muss das verlorene Wasser ersetzt werden, damit wir nicht austrocknen. Nieren benötigen eine bestimmte Flüssigkeitsmenge, um Substanzen wie zum Beispiel Harnstoff auszuspülen, da der Körper nur eine bestimmte Menge davon verträgt.

Man nimmt jedoch nicht nur über Getränke Flüssigkeit auf, sondern auch über die Nahrung. So besteht zum Beispiel eine Gurke zu über 95 Prozent aus Wasser. Auch Tomaten, Melonen, Zitrusfrüchte und viele andere Obst- und Gemüsesorten enthalten hohe Wassermengen. Aber nicht nur diese liefern Flüssigkeit: Joghurt und andere Milchprodukte – nahezu alles – enthält Wasser. Damit kann man einen guten Teil des täglichen Flüssigkeitsbedarfs abdecken.

Wann benötigt man mehr Flüssigkeit als sonst?

Verliert man mehr Wasser, als bei einer typischen Bürotätigkeit üblich ist, muss man auch mehr trinken. Dies ist zum Beispiel der Fall, wenn man mehr schwitzt als üblich, wie beispielsweise im Sommer und bei intensivem Sport. Auch Krankheiten wie fiebrige Infekte und Durchfall verursachen einen starken Flüssigkeitsverlust. Da dabei der Körper nicht nur Wasser, sondern auch Mineralsalze verliert, müssen diese wieder ersetzt werden. Auch häufige Harnwegsinfekte und eine Neigung zu Nierensteinen sollte zu höheren Trinkmengen führen. Hier weiß jedoch der behandelnde Arzt oder Nierenfacharzt beziehungsweise Urologe, wie viel man dann trinken sollte.

Zu viel trinken kann der Gesundheit schaden

Für manche Menschen kann eine hohe Flüssigkeitsmenge sogar gefährlich werden, so zum Beispiel für Patienten mit Niereninsuffizienz. Prof. Dr. Johannes Mann hat die Erfahrung gemacht, dass Menschen, die sehr viel trinken, schneller an die Dialyse kommen als Patienten, die weniger trinken.

Auch hier und bei Nierenerkrankungen generell sollte man die optimale Trinkmenge mit dem Nierenfacharzt absprechen. Das gilt auch für Herzinsuffizienz. Das geschwächte Herz hat Mühe, ein hohes und insbesondere ein zusätzliches Flüssigkeitsvolumen durch den Körper zu pumpen. Die Folge: Es bilden sich Flüssigkeitsansammlungen im Gewebe mit entsprechendem Gewichtsanstieg und zusätzlicher Belastung für das Herz.

Das richtige Durstgefühl

Wenn man älter wird, lässt das Durstgefühl oft nach. Auch Stress und konzentriertes Arbeiten können das Durstgefühl zeitweise unterdrücken. In diesen Fällen sollte man auf eine ausreichende Zufuhr achten.

Will man abnehmen oder ist krank, isst man in der Regel weniger, sodass die Wasseraufnahme über die Lebensmittel fehlt. Auch in diesen Fällen sollte man auf die ausreichende Zufuhr von Wasser durch Getränke achten. Dies gilt ebenfalls bei starkem Schwitzen, Fieber und Durchfall.

Schwangeren empfiehlt man keine erhöhten Trinkmengen, aber Stillende sollten täglich etwa einen Viertelliter mehr Flüssigkeit zu sich nehmen.

Sportlern ist in der Regel bekannt, dass sie viel trinken sollten, um den Wasserverlust auszugleichen. Trainiert man bis zu einer Stunde täglich, reicht es aus, nach dem Sport zu trinken. Bei Intensivsportlern und hohen Umgebungstemperaturen können jedoch auch mehrere Liter Flüssigkeit am Tag verloren gehen, die man wieder zuführen sollte. Aber das gilt nicht für den Durchschnittssportler.

Auch Kleinkinder trinken oft nicht genug, weshalb Erwachsene ein Auge darauf haben sollten

Schwierig ist es bei älteren Menschen, die Tabletten einnehmen. Oft bekommen sie – aus gutem Grund und zur Unterstützung ihres Herzens – entwässernde Tabletten. Wenn sie dann auch noch zu wenig trinken, kann das zu akutem Flüssigkeitsmangel führen, was zur Folge haben kann, dass die Nieren ihre Funktion teilweise einstellen. Dies ist allerdings relativ leicht zu behandeln, indem der Arzt dem Patienten eine Salz- und Wasserlösung direkt in die Vene verabreicht. Dann beginnen die Nieren relativ schnell wieder zu arbeiten. Ist man sehr alt, sollte man also besser die Trinkmenge überwachen.

ZU VIEL DES GUTEN?

Bei Vitaminen weiß man, allzu viel ist ungesund, aber Wasser? Tatsächlich schaden zwei bis vier Liter Wasser täglich nicht.
Trinkt man diese Menge jedoch innerhalb kurzer Zeit, kann es zu einer Verschiebung des Elektrolythaushaltes und im schlimmsten Fall zur Wasservergiftung kommen. Dies gilt in der Regel jedoch nur bei Personen, die an Herzinsuffizienz oder Nierenerkrankungen leiden.

Was sollte man trinken?

Das ist ganz einfach zu beantworten: Flüssigkeiten, die keinen Zucker und keine oder kaum Kalorien enthalten. Zuckerhaltige Erfrischungsgetränke wie Limonade oder Nektar helfen der Niere nicht. Eine japanische Studie von 2013 ergab, dass sie das Risiko für Nierenleiden erhöhen.

Softdrinks – früher als Erfrischungsgetränke bezeichnet – schmecken in der Regel sehr gut, man entwickelt nach ihrem Genuss jedoch sehr schnell wieder ein Verlangen danach. Der Zuckerspiegel steigt kurzzeitig sehr stark an, fällt aber auch sehr schnell wieder ab. Dies kann zu Heißhungerattacken führen und in eine Spirale des Überkonsumierens führen.

Am besten ist und bleibt Wasser, denn auch Obst- und Gemüsesäfte enthalten oft sehr viel Zucker. So enthält beispielsweise ein Glas Apfelsaft (0,2 l) ganz natürlich ca. 22 Gramm Zucker, was 95 kcal entspricht.

Auch einige Tassen Kaffee sind nicht schädlich, besonders gesund sind aber täglich drei bis fünf Tassen ungesüßter grüner Tee.

Erkrankungen der Nieren und was man selbst dagegen tun kann

In diesem Kapitel werden die verschiedenen Erkrankungen der Nieren sowie Erkrankungen, die mit den Nieren zusammenhängen, erklärt. Bei einigen dieser Krankheiten können Sie sich selbst helfen und Ihre Nieren natürlich bei der Heilung unterstützen, bei anderen Krankheiten führt kein Weg an einem Arztbesuch vorbei.

Bei Entzündungen des Nierengewebes unterscheidet man zwischen nichtbakteriellen Entzündungen, der sogenannten Glomerulonephritis, bakteriellen Entzündungen des Nierenbeckens und des Nierengewebes (Pyelonephritis) und chronischen Entzündungen des Nierengewebes (zum Beispiel chronische interstitielle Nephritis, chronische Pyelonephritis).

Nierensteine (Nephrolithiasis) können sich prinzipiell im Nierengewebe bilden – bei Männern doppelt so häufig wie bei Frauen, vermutlich aufgrund der Ernährung. Diese bemerkt man meist durch kolikartige Schmerzen, die entstehen, wenn sie durch den Harnleiter abgehen.

WELCHE KRANKHEITSERREGER BEFALLEN DIE NIEREN UND IHRE ANHANGSORGANE?

Bei den Krankheitserregern unterscheidet man zwischen Erregern, die im Krankenhaus oder in Pflegeeinrichtungen erworben werden, und den Erregern, die anderweitig auftreten und meist direkt aus unserem Umfeld stammen. Der häufigste Erreger ist mit 70 % unser Darmbakterium aus der normalen Darmflora, genannt Escherichia coli. Außerdem sind einige Bakterien für Nierenerkrankungen verantwortlich, die zu den Enterobakterien, also anderen Darmbakterien, gehören, wie Klebsiellen oder Proteusarten. Auch Staphylokokken oder Enterokokken kommen häufig vor. Selten gibt es dann noch schwer nachzuweisende Keime wie Ureaplasma urealyticum oder Mycoplasma hominis. Beim Geschlechtsverkehr

werden möglicherweise Chlamydia trachomatis oder Neisseria gonorrhoeae, der Erreger der Gonorrhö (Tripper) übertragen. Viren sind selten für einen Harnwegsinfekt verantwortlich.
In Gesundheitseinrichtungen wird am häufigsten Escherichia coli übertragen, aber auch vermehrt Klebsiellen, Proteusarten und Pseudomonaden. Diese Keimarten sind häufig resistent gegen mehrere Antibiotika. In diesen Fällen muss der Arzt vor der Antibiotikagabe testen, ob das Medikament überhaupt wirken wird.

Harnwegsinfekte

Ein Harnwegsinfekt (HWI) oder auch eine Infektion der ableitenden Harnwege (Niere, Harnleiter, Blase, Harnröhre) ist eine Krankheit, die durch einen Befall mit Krankheitserregern (Viren, Bakterien etc.) verursacht wird. Da die Infektion sich bis in die Nieren und die Blutbahn ausbreiten kann, sind lebensbedrohliche Krankheitsbilder möglich. Konventionell werden sie mit Antibiotika behandelt. Ist die Erkrankung ungefährlich, kann man abwarten, dann heilt sie möglicherweise von selbst aus. Dies kann man mit den verschiedenen Maßnahmen unterstützen, die Sie im Abschnitt »Behandlung von Harnwegsinfekten« auf Seite 40 kennenlernen.

Überblick über verschiedene Harnwegsinfekte

Im Folgenden finden Sie eine kurze Übersicht der häufigsten Harnwegsinfekte.

Harnröhrenentzündung (Urethritis)

Ist die Harnröhre befallen, hat man weder Schmerzen noch verspürt man einen Juckreiz. Tritt eine isolierte Entzündung der Harnröhre auf, wurde diese wahrscheinlich sexuell übertragen, sodass der Partner mit behandelt werden muss, auch wenn er keine Beschwerden hat.

Blasenentzündung (Zystitis)

Bei einer Blasenentzündung (siehe Seite 42) ist der Harnfluss oft verringert. Möglicherweise findet man Eiter oder Blut im Urin. Typisch ist auch ein häufiger Harndrang bei geringer Urinmenge. Fieber hat man in der Regel nicht.

Akute Nierenbeckenentzündung

Bei einer akuten Nierenbeckenentzündung hat man Schmerzen in den Flanken und Fieber. Dazu können Übelkeit und Brechreiz kommen. In der Nierengegend hat man möglicherweise Schmerzen, wenn ein Arzt das Nierenlager beklopft. Aber auch eine Symptomfreiheit ist möglich. Dann bemerkt man möglicherweise gar nicht, dass neben der Blase auch die Nieren befallen sind.

Komplizierte Harnwegsinfekte

Komplizierte Harnwegsinfekte entstehen bei Patienten, bei denen verschiedene Faktoren, wie beispielsweise eingeschränkte Abwehrkräfte bei einer Unterdrückung des Immunsystems oder Diabetes mellitus, den Harnwegsinfekt begünstigen. Auch wenn bei Männern oder Kindern ein Harnwegsinfekt auftritt, bezeichnet man dies als kompliziert, da er bei diesen Personen normalerweise nicht auftritt. Bei Männern kann auch eine Prostataerkrankung oder ein vorausgegangener Eingriff die Ursache der Entzündung sein.

Dazu kommen Fälle, bei denen Folgeschäden wahrscheinlich beziehungsweise besonders gefährlich sind (Schwangere, ältere Patienten). Außerdem zählt man noch Fälle dazu, bei denen ein instrumenteller Eingriff an den ableitenden Harnwegen vorgenommen wurde (Harnblasenkatheter, Zystoskopie, Operation unabhängig davon, wie lange diese zurückliegt). Schließlich zählt man auch noch anatomische (Aufbau der Blase, der Nieren etc.) oder neurologische (die Nerven betreffend) Störungen der Blasenfunktion oder eine Fehlbildung (zum Beispiel Zystennieren) beziehungsweise eine Niereninsuffizienz dazu.

Bei komplizierten Harnwegsinfekten sollte vor dem Beginn einer Antibiotikatherapie eine Urinkultur angelegt werden, um nachzuweisen, dass der Erreger auf die geplante Therapie anspricht. Ist das erwiesen, sollte die Therapie mindestens sieben Tage dauern. Gibt es eine Grunderkrankung, die die Ursache des wiederholten Infekts ist, sollte diese therapiert werden.

Für Schwangere gibt es spezielle Präparate.

Ursachen für Harnwegsinfekte

Ein Harnwegsinfekt entsteht meist dadurch, dass ein Krankheitserreger über die Harnröhre in die Blase aufsteigt. Fast immer handelt es sich um die körpereigene Darmflora, von der Erreger zur äußeren Harnröhrenöffnung gelangen und über die Harnröhre hinauf in die Harnblase wandern. Dort verursachen sie eine Blasenentzündung (Zystitis, eine Entzündung der unteren Harnwege). Gelingt es den Erregern, weiter aufzusteigen und zu den Nieren zu gelangen, kann dies zu einer Nierenbeckenentzündung, einschließlich der Beteiligung des Nierengewebes selbst (Pyelonephritis) und schließlich zu einer Blutvergiftung (Urosepsis) führen.

Dafür müssen die Erreger die körpereigenen Abwehrmechanismen überwinden. Zu diesen Abwehrmechanismen gehören der Flüssigkeitsstrom in den ableitenden Harnwegen, das sogenannte Urothel, das der Anhaftung von Bakterien entgegenwirkt, sowie die IgA-Antikörper, die auf der Oberfläche des Urothels vorkommen. Dies sind die Mechanismen des gesunden Körpers, um die Blase keimfrei zu halten.

Es gibt weitere Faktoren, die einen Befall mit Erregern unterstützen können, so zum Beispiel eine Blasenspiegelung oder ein Blasenkatheter. Funktionsstörungen der Blase oder auch eine reduzierte Harnmenge beeinträchtigen das Ausspülen von Erregern und erleichtern so deren Aufstieg. Bei sexuell aktiven Frauen kann Streicheln in der Scheidenregion die Verschleppung von Keimen aus der After- in die Scheidenregion begünstigen. Man spricht deshalb auch von der sogenannten »Honeymoon Disease« – der Flitterwochenkrankheit. Diabetes mellitus kann ebenfalls einen Harnwegsbefall erleichtern, da die

Erkrankung die Funktionsfähigkeit des Immunsystems verringert und der möglicherweise im Urin ausgeschiedene Traubenzucker (Glukose) den Bakterien als Nährstoff dient.

Dazu kommt ein weiterer Risikofaktor bei Frauen: der Gebrauch von Spermiziden oder Pessaren zur Verhütung. Hat eine Frau zudem eine Antibiotikatherapie durchgeführt, kann diese die körpereigene Scheidenflora zerstören und die Ansiedlung von Krankheitskeimen begünstigen.

Hatte man bereits eine Harnwegsinfektion in der Vergangenheit, stellt dies ebenfalls eine Gefahr da, weil erneuter Befall (Rezidiv) – unabhängig vom Geschlecht – einen bedeutenden Risikofaktor darstellt.

Behandlung von Harnwegsinfekten

Konventionell werden Harnwegsinfekte mit Antibiotika behandelt. Auf diese Weise sollen die verursachenden Erreger beseitigt werden. Das Antibiotikum sollte man idealerweise kurz vor dem Schlafengehen einnehmen, um die Konzentration der Wirksubstanz in der Blase zu erhöhen. Unterstützend wird empfohlen, mindestens eineinhalb Liter Flüssigkeit pro Tag zu trinken, um die Keime aus den besiedelten Gebieten auszuschwemmen.

Sollte man bei Anwendung der Präparate nach 48 Stunden keine Besserung feststellen, so kann man davon ausgehen, dass das Medikament nicht gewirkt hat. Dann muss auf ein anderes Präparat ausgewichen werden.

Was tun, wenn die Harnwegsinfekte immer wieder kommen?

Kommt die Blasenentzündung beziehungsweise ein Harnwegsinfekt immer wieder, sollte man wissen, dass bestimmte Faktoren dies begünstigen. Dazu gehören:

- Häufiger Geschlechtsverkehr
- Gebrauch von Diaphragmen und Spermiziden
- Wiederholt auftretende Harnwegsinfektionen in der Krankengeschichte

- Übertriebene Intimhygiene
- Übergewicht

Es gibt jedoch einige Maßnahmen, die man vorbeugend ergreifen kann:

- Der Harndrang sollte nicht unterdrückt und die Blase regelmäßig, möglichst vollständig entleert werden.
- Auch nach dem Sex sollte man die Blase leeren, um einen Bakterienbefall zu verhindern.
- Verstopfungen fördern möglicherweise Harnwegsinfekte. Deshalb sollte man sie frühzeitig behandeln.
- Eine übertriebene Hygiene im Intimbereich schadet der natürlichen Keimflora.
- Sollten bei einer Frau wiederholt Blasenentzündungen auftreten, empfiehlt man eine Änderung der Empfängnisverhütung.
- Selbstverständlich sollten gefährdete Personen Nässe und Unterkühlung meiden.

Kinder und die Entzündung der Harnwege

Bei Kindern sind die Symptome bei Harnwegsentzündungen je nach Altersgruppe schwer zu erkennen. Bei Neugeborenen kann sich ein Infekt darin zeigen, dass sie Gewicht verlieren und möglicherweise nicht trinken wollen. Dann können eine Gelbsucht, eine grau-blasse Verfärbung der Haut, Störungen der Nerven und eine Berührungsempfindlichkeit hinzukommen. Ältere Säuglinge bekommen oft hohes Fieber. Außerdem können Durchfall, Erbrechen und eine Hirnhautentzündung dazukommen. Kleinkinder haben dagegen in der Regel typische Symptome. Doch wenn mehrere Harnwegsbereiche befallen sind, können die typischen Symptome auch fehlen. Dann weisen die Kinder auf Bauchschmerzen hin.

Bei Kindern müssen Harnwegsinfektionen gut behandelt werden, um eine ernsthafte Erkrankung bis hin zur Dialysepflichtigkeit zu verhindern.

Bei Säuglingen und Kindern mit einem Harnwegsinfekt muss man den Harntrakt sehr sorgfältig daraufhin untersuchen lassen, ob er Fehlbildungen oder Fehlfunktionen aufweist. Dabei sind Jungen im Kleinkindalter stärker betroffen als Mädchen, da sie öfter Fehlbildungen des Harntrakts haben.

Blasenentzündung

Blasenprobleme sollte man nicht auf die leichte Schulter nehmen, da ein Aufstieg der Keime in einer Infektion der Nieren resultieren kann. Daher sollten Sie versuchen, Harnwegsinfekten vorzubeugen, und diese direkt behandeln, sobald sie auftreten. Der häufigste Harnwegsinfekt ist die Blasenentzündung.

Sie ist ein typisches Leiden von Frauen, da Frauen eine kürzere Harnröhre als Männer haben. Darmbakterien sind in der Regel völlig harmlos – solange sie dort bleiben. Gelangen sie jedoch über die Harnröhre zur Blase, vermehren sie sich dort rasant und schon hat man sie wieder: die Blasenentzündung!

Die Bakteriengifte der Darmbakterien verursachen obendrein eine Entzündung der Blasenschleimhaut. Sie meldet dann verstärkt und gehäuft einen Harndrang an das Gehirn, um eine schnelle Ausscheidung der Bakterien aus dem Körper zu bewirken.

HÄUFIGKEIT DER BLASENENTZÜNDUNG

Erkrankungen der Blase gehören zu den häufigsten Beschwerden überhaupt. Das gilt auch für die Blasenentzündung, vom Arzt als Zystitis (von griechisch *kystis* = Harnblase, die Endung »-itis« steht für eine Entzündung) bezeichnet. Manche nennen die Blasenentzündung auch Blasenkatarrh. Ganz allgemein spricht man von einer Infektion der unteren Harnwege.
Etwa 25 % der Frauen leiden einmal pro Jahr darunter. Damit ist die Blasenentzündung die häufigste bakterielle Infektion bei Frauen. Dagegen ist nur etwa jeder achte Mann betroffen.
Ungefähr 25 % der Blasenentzündungen kehren trotz Therapie ständig wieder.

Wie kommt es zu Blasenentzündungen?

Die Keime haben es leicht, durch die kurze Harnröhre der Frau in die Blase zu kommen. Da bei Frauen zudem die Ausgänge von Darm, Scheide und Harnröhre dicht beieinanderliegen, können Keime – zum Beispiel bei der Toilettenhygiene – leicht vom Darm über die Harnröhre in die Blase gelangen. Je länger sich der Urin in der Blase befindet, desto mehr Zeit haben Bakterien, sich darin zu vermehren.

Normalerweise bietet die Harnröhre genügend Schutz und eine gewisse Anzahl Bakterien verkraftet die Blase auch. Um sich gegen Erreger zu schützen, weist die Blasenwand eine dünne Schleimschicht auf, die verhindert, dass Bakterien an der Blasenwand haften können. Wenn diese Schicht beschädigt ist oder zu viele Bakterien in die Blase gelangen, entzündet sich die Blase oder die Blasenwand. Die üblichen Keime, die sogenannten Kolibakterien, können sich mittels kleiner Geißeln, ähnlich den Tentakeln eines Tintenfisches, an der Blasenwand festhalten und dort die Entzündung hervorrufen. Auch sogenannte Pili helfen Bakterien, sich an der Blasenwand zu verankern.

Während des Geschlechtsverkehrs können Keime ins Blaseninnere gelangen. Ob es dann zu einer Entzündung kommt, hängt von der Anzahl der Bakterien ab, von ihrer Aufenthaltsdauer in der Blase und der individuellen Anfälligkeit der Frau. Wenige Keime werden in der Regel rasch wieder während der Entleerung hinausgespült. Sind die Keime jedoch längere Zeit im Harn und finden sie Kontaktstellen zur Blasenwand, können sie sich dort an die Schleimhaut heften, ihre Gifte an die Zellen abgeben und so eine Entzündung auslösen, die die Blasenwand anschwellen lässt.

Außerdem können spermientötende Mittel zur Empfängnisverhütung die Schleimhaut reizen, sodass Infektionen leichter entstehen können.

Üblicherweise hält das ständige Spülen der Blase mit Urin die Anzahl der Bakterien gering. Ist zum Beispiel die Flüssigkeitszufuhr gering, wird die Blase nicht richtig durchspült und die Keime können sich stark vermehren. Bleibt ein Restharn zurück, kann dies an Medikamenten, Diabetes, neurologischen Erkrankungen wie Multipler Sklerose oder vorangegangenen Unterleibsoperationen (beispielsweise nach den Inkontinenzoperationen, bei denen ein Band unter die Harnröhre gelegt wird) liegen. Dabei ist es wichtig zu wissen, dass die Blase nie vollständig leer wird. Jedoch sollte die Restharnmenge deutlich unter 100 ml liegen. Dies kann ein Arzt ganz einfach mittels Ultraschall feststellen.

Auch schwache Abwehrkräfte der Blasenschleimhaut können eine Blasenentzündung hervorrufen, zum Beispiel durch viele vorausgegangene Entzündungen.

Bei Männern wird diese Form der Blasenentzündung meist durch eine vergrößerte Prostata hervorgerufen.

Pilze kommen bei Dauerkathetern und bei Zuckerkrankheit häufig als Verursacher des Harnwegsinfekts infrage.

Bei Frauen in den Wechseljahren kommt hinzu, dass der Östrogenspiegel sinkt. Die Blase benötigt jedoch Östrogen, um einen ausreichenden Schutz vor den Keimen zu gewährleisten. Die Blasenschleimhaut wird dünner und damit anfälliger. Der Gynäkologe kann mithilfe eines Abstrichs prüfen, ob die Vaginalhaut ausreichend mit Östrogen versorgt und daher ausgereift ist.

Bei älteren Frauen sind aufgrund von Gebärmuttervorfall, Blasenverletzungen und Nierensteinen Harnwegsinfektionen leichter möglich. Zwei bis vier Wochen nach der Einnahme von konventionellen

Antibiotika kann das Risiko für Harnwegsinfekte wiederum höher sein. Das liegt daran, dass möglicherweise die Mittel die Scheidenflora verändern und sich Krankheitskeime dann leichter ausbreiten können.

Etwa 1–2 % der Frauen bekommen eine Harnwegsinfektion, während sie schwanger sind. Auch hier sind meist Darmbakterien schuld, die in die Blase eingedrungen sind.

Es gibt zahlreiche Erreger, die die Entzündung hervorrufen können. In der Regel sind es Bakterien, seltener Viren oder sogenannte Eukaryonten (zum Beispiel Pilze), die denselben Zellaufbau haben wie wir und deshalb besonders schwer zu behandeln sind. Das mit Abstand häufigste Bakterium ist Escherichia coli, das gefürchtetste Pseudomonas aeruginosa.

Behandelt man die Blasenentzündung nicht, kann es zu einem weiteren Aufstieg der Keime und einer Nierenbeckenentzündung kommen. Selten sind dann noch Nierenfilterzellen (was zu Nierenentzündung führt) beteiligt. Im schlimmsten Fall kommt es zur Blutvergiftung (Urosepsis), die im Krankenhaus behandelt werden muss.

Wie stellt man eine Blasenentzündung fest?

Das erste Anzeichen einer Blasenentzündung sind in der Regel Schmerzen und Brennen beim Wasserlassen. Auch ein häufiger Drang, die Toilette aufzusuchen, obwohl kaum nennenswerte Flüssigkeitsmengen aus der Blase kommen, gehört oft dazu. Das bedeutet, man muss stündlich oder noch öfter auf die Toilette, während normalerweise mindestens zwei Stunden zwischen zwei Toilettengängen liegen. Außerdem ist der Urin trübe und riecht übel. Bei einer Untersuchung sieht der Arzt im Mikroskop Bakterien oder größere Organismen und weiße Blutkörperchen als Entzündungsreaktion darin.

Es gibt aber noch zahlreiche Symptome, die vermuten lassen, dass man sich eine Blasenentzündung eingefangen hat:

- Bauchkrämpfe
- Urin kann nur in kleinen Mengen oder nur unter Pressen ausgeschieden werden.

- Urinstrahl ist dünner als sonst und seine Farbe hat sich verändert.
- Schmerzen im Unterbauch
- Schwierigkeiten, den Harn zu halten
- Blut im Urin

Problematisch ist auch, dass ein Harnwegsinfekt völlig ohne spürbare Symptome verlaufen kann. Das trifft auf 5 % der Frauen zu.

Ist der Urin blutig, riecht unangenehm und kommen Schmerzen im unteren Bauchraum hinzu, hilft nur der Gang zum Arzt. Fieber, Schüttelfrost und Schmerzen im unteren Rücken können auch auf eine Entzündung der oberen Harnwege beziehungsweise der Nieren hindeuten.

Welche Harnwegsinfektsymptome im Einzelfall auftreten, hängt zum einen von der Schwere des Infekts ab, zum anderen von den betroffenen Strukturen. Ist nur die Blase oder die Harnröhre von der Harnwegsinfektion betroffen, bleiben fieberhafte Symptome oft aus. Sind dagegen die Nieren am Harnwegsinfekt beteiligt (Nierenbeckenentzündung) oder ist der Infekt besonders schwer, kommt es typischerweise zu Fieber. Dann spricht man von einem schweren Harnwegsinfekt, der zu weiteren Symptomen führen kann wie Schüttelfrost, starken Schmerzen im Unterbauch, aber auch im Flanken-, Damm- und Genitalbereich. Auch ein allgemeines Krankheitsgefühl kann entstehen, ähnlich einer Grippe. Übelkeit und Erbrechen können ebenfalls Anzeichen für einen starken Harnwegsinfekt sein.

Bei Frauen sind Harnwegsinfekte überwiegend unkompliziert und dauern, sofern sie behandelt werden, meist nur zwei bis drei Tage, bis sie völlig verschwinden – die Symptome gehen oft sogar von allein zurück.

Bei Säuglingen und älteren Kindern ist es schwieriger (siehe Seite 41). Tritt bei ihnen ein Infekt auf, muss man möglichst schnell zum Arzt und auch untersuchen lassen, ob anatomische oder funktionelle Anomalien mit Harnabflussstörungen vorliegen, damit bleibende Schäden im Kindesalter vermieden werden.

Wie verläuft eine Blasenentzündung?

Je nach Ursache des Infekts und der hoffentlich richtigen Behandlung läuft die Blasenentzündung folgendermaßen ab: Bei einer unkomplizierten Harnwegsinfektion verschwinden die Bakterien manchmal von allein (sogenannte Spontanheilung). Helfen auch die vorgestellten pflanzlichen Antibiotika oder Heilkräuter (siehe »ABC der Heilpflanzen« ab Seite 139) nicht, wirken konventionelle Antibiotika in der Regel innerhalb weniger Tage. Wichtig zu wissen ist, dass die typischen Beschwerden wie Brennen beim Wasserlassen, verstärkter Harndrang oder Schmerzen im Unterbauch noch zwei bis drei Tage nach der Entzündung fortbestehen können, da nach der Beseitigung der Erreger die Entzündungsreaktionen im Körper erst abklingen müssen. Anschließend ist die Harnwegsinfektion dann aber völlig ausgestanden.

Ist dies nicht der Fall, ist eine intensivere Behandlung durch einen Urologen erforderlich – zum Beispiel wenn sie mit Schmerzen im Flankenbereich und Fieber verbunden ist, was auf eine Beteiligung der Nieren (Nierenbeckenentzündung) hindeutet. Werden dann nicht konsequent alle begünstigenden Faktoren des Infekts beseitigt, kann der Harnwegsinfekt einen chronischen Verlauf nehmen.

Ärzte sprechen von rezidivierenden, also wiederkehrenden, Harnwegsinfektionen, wenn es mindestens dreimal im Jahr oder zweimal pro Halbjahr zu einer Zystitis kommt. Diese wiederkehrenden Entzündungen können eine starke Belastung für betroffene Frauen sein, denn obwohl langwierige Therapien durchgeführt werden, kann der erwünschte Erfolg ausbleiben und die Infekte kommen trotzdem immer wieder. Warum dies so ist, weiß man oft nicht. Möglicherweise handelt es sich um andere Keime als Escherichia coli, beispielsweise um Bakterien, die mittlerweile gegen die gängigen Antibiotika resistent sind. Daher muss der Arzt bei wiederkehrenden Infekten der Harnwege mittels einer Urinkultur den verantwortlichen Keim genau bestimmen. Ist er gefunden, kann eine gezielte Antibiotikatherapie helfen. Besser ist es jedoch, Harnwegsinfektionen vorzubeugen.

Wann sollte man zum Arzt gehen?

Hat man keine Risikofaktoren wie Harnsteine, einen Tumor, Diabetes oder nutzt einen Katheter, verläuft die Mehrzahl der Harnwegsinfekte unkompliziert. Das bedeutet im Klartext: Nierenschäden muss man in der Regel nicht befürchten. Leichtere unkomplizierte Harnwegsinfektionen kann man in der Regel selbst behandeln, wie Sie im weiteren Verlauf des Buches sehen werden. Wenn Blasenbeschwerden zum ersten Mal auftreten, sollte man aber zum Arzt gehen. Nur auf diese Weise kann man die Ursache herausfinden und eine geeignete Therapie finden.

Gerade Frauen, die die Symptome bereits kennen, können versuchen sich selbst zu helfen. Das ist auch in Ordnung, wenn kein Fieber auftritt, die Nierengegend nicht schmerzt und der Urin nicht blutig ist. Nach spätestens drei bis fünf Tagen sollten sich die Beschwerden deutlich gebessert haben, falls nicht, sollte man einen Arzt aufsuchen.

Schwangere Frauen sollten bei jedem Harnwegsinfekt zum Arzt gehen, da bei ihnen die Gefahr besteht, dass sich eine eigentlich harmlose Blasenentzündung auf die Nieren ausbreitet. Die daraus entstehende Nierenbeckenentzündung kann problematisch werden und die Funktion der Nieren beeinträchtigen.

Auch Diabetiker, die Beschwerden beim Wasserlassen haben, sollten einen Arzt aufsuchen. Ihr Immunsystem ist oft geschwächt und sie werden mit den Erregern meist nicht allein fertig. Dazu kommt, dass Veränderungen in der Funktion der Nieren zu einem gestörten Harnabfluss führen können.

Außerdem gehört jeder komplizierte Harnwegsinfekt in ärztliche Hand. Bei Männern kann man das Spektrum der Erreger sehr viel schlechter abschätzen als bei Frauen und oftmals ist die Prostata beteiligt. Ist die Vorsteherdrüse vergrößert, muss ein Arzt entscheiden, welche Behandlung sich am besten eignet.

Wie behandelt der Arzt?

Beim Arzt wird zunächst untersucht, ob im Urin Bakterien vorhanden sind. Auch Blut und Eiweiß im Harn weisen auf eine Entzündung hin. Der Schnelltest zeigt nur an, dass eine Entzündung vorhanden ist. Welche oder wie viele Bakterien die Infektion ausgelöst haben, zeigt der Test nicht. Tritt die Entzündung zum ersten Mal auf, reicht der Schnelltest für eine Diagnose aus. In der Regel wird der Arzt ein Antibiotikum verschreiben, um zu verhindern, dass die Blasenentzündung chronisch wird.

Per Ultraschall wird auf Harnsteine oder eine verengte Harnröhre untersucht. Um weitere Ursachen für die Blasenentzündung auszuschließen, kann auch eine Spiegelung der Harnwege sinnvoll sein.

Grundsätzlich geht man davon aus, dass je eher die Ursache einer komplizierten oder wiederholten Blasenentzündung entdeckt wird, desto besser die Heilungschancen sind. Wiederkehrende Harnwegsinfekte können für die Betroffenen zu erheblichen Einbußen an Lebensqualität führen und sind mit jedem weiteren Infekt schwieriger auszuheilen. Manchmal kann eine Harnblaseninfektion in eine chronische Blasenentzündung übergehen, die kaum mehr vollständig auszuheilen ist. Dann kann es zu bleibenden Gewebeveränderungen, anhaltenden Beschwerden und ständigen Rückfällen kommen.

In der Regel verschreibt der Arzt für drei Tage ein Antibiotikum, neuerdings gibt es auch die Möglichkeit, nur einen Tag damit zu behandeln. Nach einem Tag Pause kontrolliert der Arzt den Urin erneut, um sicherzustellen, dass die Behandlung erfolgreich war.

Dennoch erfordert nicht jede Blasenentzündung ein Antibiotikum.

Wie kann man einer Blasenentzündung vorbeugen?

Folgende Maßnahmen sind zu empfehlen, um eine Blasenentzündung erst gar nicht zu bekommen oder eine Neuinfektion zu vermeiden:

- Wichtig ist es, ausreichend zu trinken: 1,5 Liter täglich sollten es sein. Im Sommer und bei häufigen Blasenentzündungen auch mehr. Damit wird die Blase gut durchgespült und Entzündungserreger werden mit dem Urin ausgeschwemmt. Dies gilt auch dann, wenn ein Antibiotikum verabreicht wurde, denn damit unterstützt man die Wirksamkeit und die Verträglichkeit des Medikaments.

- Bei akutem Harnwegsinfekt sollte man auf Genuss- und Nahrungsmittel verzichten, die die Schleimhaut reizen (Kaffee, Alkohol, scharfe Gewürze) oder den Urin ansäuern (Fleisch, Milch, Spargel, Spinat, Zitrusfrüchte, Erdbeeren).
- Bei wiederkehrender Blasenentzündung sollten basenbildende Nahrungsmittel (Kartoffeln, Obst, Gemüse, Blattsalate) bevorzugt werden.
- Man sollte häufig zur Toilette gehen und die Blase möglichst vollständig entleeren, denn je länger der Urin in der Blase steht, desto mehr Bakterien können sich dort vermehren. Also bei Harndrang den Urin nicht verhalten.
- Nasse Badesachen gleich nach dem Verlassen des Wassers durch trockene ersetzen.
- Eine Verstopfung kann sich negativ auf die Blasenfunktion auswirken. Dadurch kann es zu einer Zunahme der Infekthäufigkeit kommen, aber auch ein Volumenverlust der Blase ist möglich, da der überfüllte Enddarm die Blase zusammendrückt. Dann empfiehlt sich auch eine Darmsanierung, die der Hausarzt oder Gastroenterologe durchführen kann.
- Um eine Blasenentzündung zu vermeiden, empfiehlt man Frauen, die Region von Scheide und After ausschließlich von vorne nach hinten zu reinigen und zu trocknen, um das Verschleppen von Keimen aus dem Bereich des Afters zu verhindern – auch nach dem Stuhlgang.
- Vor einer übertriebenen Reinigung mit Seifen, Sprays, Spülungen oder sogar Intimpflege- und anderen Reinigungsmitteln wird gewarnt. Stattdessen sollte man nur klares Wasser und milde, pH-neutrale Produkte verwenden. Auch ein Bidet empfiehlt sich nicht. Eine Desinfektion der Toilette ist ebenfalls unnötig, außer ein Familienangehöriger hat eine hochansteckende Krankheit.
- Auch auf die Unterwäsche kommt es bei der Frau an: Modische Stringtangas erhöhen das Risiko für einen Harnwegsinfekt. Das Problem ist, dass Stringtangas im Unterschied zu normalen Slips Kontakt zum After haben. Dadurch haften Keime an ih-

nen, die so problemlos in Richtung Scheide gelangen können. Vor allem in der kalten Jahreszeit ist es besser, auf Tangas ganz zu verzichten und Slips mit kurzen Beinansätzen zu tragen.

- Entscheidend ist bei Frauen auch das Verhalten nach dem Geschlechtsverkehr. Wasserlassen danach ist ein Schutz vor der Blasenentzündung.
- Ist die Infektion häufig, sind weiterführende diagnostische Maßnahmen sinnvoll. Unter Umständen muss auch eine andere Verhütungsmethode gewählt werden. So sollte man keine beschichteten Kondome, Diaphragmen oder Vaginalzäpfchen verwenden. Auch vaginal angewendete chemische Verhütungsmittel, Scheidenspülungen, Intimsprays und parfümierte Seifen schwächen den natürlichen Schutz der Scheidenhaut.
- Ist bei Frauen nach den Wechseljahren die Scheide auffällig trocken, können vaginal angewendete Östrogenprodukte in Form einer Salbe oder eines Scheidenzäpfchens das Risiko für wiederkehrende Harnwegsinfektionen verringern. Östrogenhaltige Mittel zum Einnehmen haben diesen Effekt nicht. Ursache ist, dass sich infolge des Hormonmangels die Schleimhaut in der Harnröhre zurückbildet und deshalb Blaseninfekte leichter entstehen.
- Männer, die einem Harnwegsinfekt vorbeugen möchten, sollten ihre Vorhaut beziehungsweise Eichel täglich (und vor dem Geschlechtsverkehr) reinigen.
- Im Krankenhaus kann es durch Harnwegskatheter zu einer Harnwegsinfektion kommen. Hier ist neben der richtigen Handhabung der Katheter durch das medizinische Personal auch eine sorgfältige Hygiene wichtig.
- Männer ab dem 50. Lebensjahr leiden häufig an einer vergrößerten Prostata. Sie behindert den Harnabfluss, sodass sich Restharn und Krankheitserreger in der Blase sammeln und Entzündungen verursachen können. Dann kann die Behandlung einer gutartigen Prostatavergrößerung ständigen Harnwegsinfekten vorbeugen.
- Eine weitere natürliche Möglichkeit zur Vorbeugung von immer wiederkehrenden Harnwegsinfektionen besteht in der ge-

zielten Stärkung der körpereigenen Immunabwehr. Dazu gibt es Präparate, mit deren Hilfe das Immunsystem stimuliert werden kann. Diese muss ein Arzt verschreiben, obwohl sie nicht erstattungsfähig sind.

Vor allem Frauen neigen dazu, ständig kalte Füße zu haben, was belastend für die Blase ist. Vor allem die Füße müssen immer warm sein, und auch den Nierenbereich beziehungsweise den gesamten Unterkörper sollte man warm halten, insbesondere in der kalten Jahreszeit. Kälte selbst löst zwar keine Entzündungen aus, kann aber die körpereigene Abwehr schwächen. Es gibt verschiedene Möglichkeiten, etwas gegen kalte Füße zu tun:

- **Fußbäder:** Besonders Bäder mit steigenden Temperaturen sind sehr wirksam. Am besten beginnt man mit etwa 33 Grad Celsius warmem Wasser, taucht die Füße hinein und gießt alle zwei Minuten so viel heißes Wasser nach, bis die Temperatur circa 40 Grad Celsius erreicht. Darin sollte man die Füße ungefähr 15 Minuten lang baden.
- **Fußmassage:** Sanftes Kneten hilft, die Füße besser mit warmem, zirkulierendem Blut zu versorgen und Eisfüße aufzutauen. Eine Fußcreme mit durchblutungsfördernden Wirkstoffen unterstützt meist zusätzlich.
- **Bürstenmassagen:** Beginnen Sie bei jedem Bein zuerst an der Außenseite mit kreisenden Bewegungen vom Knöchel bis zum Oberschenkel hinauf, dann die Innenseite der Beine.
- **Fußgymnastik:** Morgens und abends im Sitzen zehn Minuten Fußgymnastik kurbelt die Durchblutung an. Am besten zuerst die Zehen strecken. Anschließend die Fußgelenke kreisen lassen und zum Schluss die Füße anziehen und wieder ausstrecken, oder man kreist die Füße im Uhrzeigersinn. Man kann auch versuchen, ein Handtuch mit den Zehen zu greifen, oder man rollt die Sohlen zehn Minuten lang über einen Igelball.
- **Wassertreten frei nach Kneipp:** Wassertreten zweimal täglich in warmem Wasser taut die Füße auf. Verwenden Sie dafür ent-

weder eine kleine Schüssel als Fußbad oder eine Badewanne. Anschließend braust man die Beine unterhalb des Knies kühl ab. Das fördert die Durchblutung, ebenso wie Wechselbäder.

- **Bei Bettlägerigkeit:** Klemmen Sie die Füße in die Kniekehle des anderen Beines. So werden die Füße auch wieder warm.
- **Hausschuhe:** Auf Wintermärkten und im Internet erhalten Sie auch spezielle Hausschuhe (Körnerpantoffeln), die mit Leinsamen oder anderen Körnern gefüllt sind und die man in der Mikrowelle oder im Backofen erhitzen kann. Damit bekommt man ganz sicher warme Füße. Auch erhitzbare Einlegesohlen sind hilfreich, wenn man unterwegs – eventuell beim Arzt – lange warten muss. Sie werden mithilfe von Batterien oder Akkus warm gehalten und schützen auf diese Weise vor kalten Füßen.

Wiederholt auftretende, unkomplizierte Blasenentzündungen

Hatte man eine Blasenentzündung, tritt bei der Hälfte der Patienten innerhalb eines Jahres eine erneute Entzündung auf. Geschieht dies innerhalb von 14 Tagen, muss man davon ausgehen, dass der Erreger die Behandlung überlebt hat. Dann sollte man ein anderes Medikament anwenden als bei der ersten Therapie, um Resistenzentwicklungen entgegenzuwirken. Die Behandlung sollte dann auf zehn Tage ausgedehnt werden.

Bekommt man die Blasenentzündung nach mehr als 14 Tagen nach der Antibiotikabehandlung erneut, muss man von einer Neuinfektion ausgehen. Dann ist auch kein Medikamentenwechsel und eine Verlängerung der Kurzzeittherapie erforderlich.

Als natürliche Behandlungsmöglichkeit wird der Einsatz von Arzneimitteln mit Kapuzinerkresse und Meerrettich bei häufig wiederkehrenden Blasenentzündungen empfohlen. Hier konnten zahlreiche Studien belegen, dass die Pflanzenstoffe bereits in einer geringen Dosierung eine Vielzahl von klinisch relevanten Krankheitserregern – darunter die häufigsten Erreger von Harnwegsinfektionen – bekämpfen. Zusätzlich wirken sie entzündungshemmend.

Blasenentzündung ohne Symptome

Es gibt auch die Möglichkeit, dass bei einer Urinuntersuchung Bakterien in deutlich erhöhter Zahl gefunden werden, jedoch keine Symptome einer Blasenentzündung vorliegen. In diesem Fall spricht man von einer »asymptomatischen Bakteriurie«. Normalerweise ist dies auch nicht behandlungsbedürftig. Es gibt jedoch Risikogruppen, wie zum Beispiel Schwangere, bei denen eine Behandlung erfolgen sollte. Hat man eine Therapie durchgeführt, sollte bis zur Entbindung eine monatliche Kontrolle des Urins auf Bakterien erfolgen, damit das Kind nicht gefährdet wird. Ähnliches gilt für Patienten mit Immunsuppression, Harnabflusshindernissen oder Männer vor einer Prostataentfernung.

Natürliche Behandlungsverfahren und Maßnahmen zur Vorbeugung

Sofern die Nieren nicht mitbeteiligt sind und kein Fieber oder Blut im Urin zu sehen ist, kann man versuchen, die Blasenentzündung mit pflanzlichen Wirkstoffen zu kurieren. Die wichtigsten Wirkstoffe sind die folgenden.

Preiselbeeren

Preiselbeeren (lat. Vaccinium vitis idaea) kennt man bei uns in der Regel als Geschmackszugabe bei Wild. Aber die kleinen Beeren können viel mehr als nur guten Geschmack abgeben, denn Preiselbeersaft ist sehr wirksam bei Blasenproblemen. Für die Säfte werden die Beeren in der freien Natur in Skandinavien, Polen und anderen Ländern gepflückt, da sie nur an ihrem natürlichen Standort gedeihen und nicht kultiviert werden.

Wissenschaftlich abgesichert ist, dass man der beginnenden Blasenentzündung durch E. coli mit Preiselbeeren wirksam begegnen kann, dies am besten in Form von 100 % Preiselbeerfruchtsaft oder »Muttersaft« in reiner Qualität, also ohne Zusatz von Zucker, Geschmacksverstärkern oder Konservierungsstoffen, wie Sie ihn zum Beispiel im Naturkost- oder Bioladen erhalten.

Die Wirkung besteht zum einen darin, dass die Beeren durch ihren hohen Säuregehalt eine Ansäuerung des Harns bewirken. Zum anderen verkleben die Inhaltsstoffe der Preiselbeere, nämlich Anthocyane und Proanthocyane, die Anhängsel auf der Zelloberfläche der Bakterien, die sogenannten Pili, mit denen sich die Bakterien an der Blasenwand festhalten. Sind diese Pili verklebt, können sich die lästigen Mikroorganismen nicht mehr festhalten und werden dann beim nächsten Entleeren der Blase hinausgespült.

ANTHOCYANE UND PROANTHOCYANE

Die Anthocyane und ihre Vorstufen, die Proanthocyane, sind die natürlichen roten Farbstoffe der Beeren. Sie gehören zur Substanzgruppe der Flavonoide, die wiederum zu den wertvollen sekundären Pflanzenstoffen gezählt werden. Dabei helfen sie nicht nur bei Blasenentzündungen: Sie gelten auch als krebsvorbeugend und wirken antioxidativ, das heißt, sie schützen vor den nachteiligen Wirkungen von Sauerstoff. Ein großer Vorteil der Substanzen ist, dass Bakterien nicht resistent, das heißt unempfindlich, gegen die Anthocyane und Proanthocyane werden. Der Grund: Die Substanzen töten die lästigen Einwanderer der Blase nicht ab. Dadurch entwickeln die winzigen Störenfriede auch keine Resistenz. Dies bedeutet, dass sie wirken, wann immer man das will, und ihre nützliche Funktion im Darm wird ebenfalls nicht beseitigt. Ein weiterer Vorteil ist, dass dies auch noch besonders schnell geschieht. Bereits zwei Stunden nach der Aufnahme der Inhaltsstoffe beginnen sie zu helfen. Nach acht bis zwölf Stunden flaut ihre Wirkung jedoch wieder ab, dann muss man sie erneut zuführen.

Ein weiterer Vorteil der gesunden Beeren ist, dass die Bakterien nicht resistent, das heißt unempfindlich, gegen sie werden, denn die Beeren töten die lästigen Einwanderer nicht ab. Dadurch entwickeln die winzigen Störenfriede auch keine Resistenz. Preiselbeeren wirken also, wann immer man das will, und die nützliche Funktion der Darmbakterien wird dadurch nicht reduziert. Die Wirkung erfolgt auch noch besonders schnell: Bereits zwei Stunden nach der Aufnahme der Inhaltsstoffe beginnen die Beeren zu helfen. Nach acht bis zwölf Stunden flaut ihre Wirkung jedoch wieder ab, dann muss man sie erneut zuführen.

Zur Vorbeugung werden 0,2 Liter Preiselbeersaft sogar täglich empfohlen. Wer den Saft gar nicht mag, kann auch auf Tabletten ausweichen. Hier gibt es Präparate, die aus einem Konzentrat der Preiselbeeren beziehungsweise der amerikanischen Verwandten (Cranberry), die nahezu gleich wirkt, gewonnen werden. Zusätzlich fügt man oft noch natürliches Vitamin C aus der Acerola-Kirsche hinzu, um den lästigen Bakterien endgültig den Geschmack an ihrem neuen Wirkungsort zu verderben. Ein weiterer Vorteil: Sowohl die reine Preiselbeere als auch die Präparate dienen dazu, die Häufigkeit der Blasenentzündung zu reduzieren.

Leider sind die Tabletten nicht verschreibungspflichtig und werden zumindest von den gesetzlichen Krankenkassen nicht übernommen – ganz im Gegensatz zu den konventionellen Antibiotika mit ihren unangenehmen Nebenwirkungen.

Senföle

Senföle (Glucosinolate) sind charakteristische Inhaltsstoffe von Pflanzen aus der Familie der Kreuzblüten- und Kapuzinerkressegewächse. Sie kommen zum Beispiel in verschiedenen Kohlarten, Brokkoli, Rettich, Senf, Raps und Kresse vor. Werden die Zellen dieser Pflanzen verletzt, setzt das pflanzeneigene Enzym Myrosinase Senföle frei, die der Pflanze einen Schutz vor Fraßschäden und mikrobiellem Befall bieten. Diese Senföle können nicht nur die Vermehrung von Bakterien hemmen, sondern wirken auch gegen Viren und Pilze. Für ihre Abbauprodukte wurden sogar krebshemmende Eigenschaften nachgewiesen.

Die Senföle zirkulieren nach ihrer Aufnahme ins Blut, an Eiweiße gebunden, in unserem Kreislauf und reichern sich schließlich in den Ausscheidungsorganen, der Harnblase und der Lunge an. Dort töten sie dann entzündungsverursachende Bakterien und andere Krankheitserreger ab. Dadurch, dass diese pflanzlichen Wirkstoffe bereits im oberen Darmabschnitt ins Blut gelangen, greifen sie die »guten« Darmbakterien nicht an. Die im Darm natürlich vorkommenden Bakterien sind für unsere Verdauung und ein funktionierendes Immunsystem wichtig. Während sie durch den häufigen Gebrauch klassischer Antibiotika nachhaltig geschädigt werden, trifft dies für die Senföle offensichtlich nicht zu.

Die gute Wirksamkeit und Verträglichkeit der Senföle, die man bereits seit Jahrzehnten zur Behandlung der Harnwege einsetzt, wurde auch in zahlreichen Studien belegt. Resistenzen kennt man bisher trotz jahrzehntelanger Anwendung keine. Untersuchungen zeigten, dass Patientinnen mit stetig wiederkehrenden Harnwegsinfekten deutlich seltener erneut an einer Blasenentzündung erkranken, wenn sie Senföle einnehmen. Daher setzt man sie bereits seit Jahrzehnten zur Behandlung der Harnwege ein. Außerdem helfen sie bei Infekten der Atemwege, wie Erkältungen und grippalen Infekten.

Um ausreichende Mengen dieser Öle aufzunehmen, bekommt man Meerrettich und Kapuzinerkressekraut in kombinierter und konzentrierter Form rezeptfrei in Apotheken (siehe Seite 154 und 158).

Vorbeugen mit Mannose

Ein spezieller Einfachzucker, die D-Mannose (chemisch korrekt: α-D-Mannose) kann einer wiederholten Blasenentzündung vorbeugen. Dieser Zucker eignet sich ebenso gut wie das Antibiotikum Nitrofurantoin zur Prophylaxe von Harnwegsinfekten bei Frauen. Der Vorteil des Zuckers: weniger Nebenwirkungen und keine Resistenzbildung – und dies bei wiederholten Harnwegsinfekten! In einer Studie von 2013, die dies bewies, erhielten etwa 100 Frauen täglich 2 g Mannose in 200 ml Wasser. Als Nebenwirkung wurde nur bei 8–10 % der Frauen Durchfall beobachtet.

Mannose nimmt man als Pulver ein. Sie entsteht aus Traubenzucker, ist ungefähr halb so süß und kommt ganz natürlich in zahlreichen Pflanzen vor.

In der EU ist die Substanz frei erhältlich (Internet, Apotheken). Sie hat nur den Nachteil, teuer zu sein.

Wie auch die Wirkstoffe in Cranberrys scheint Mannose zu verhindern, dass sich die lästigen Untermieter, zum Beispiel die Bakterien Escherichia coli, mit ihren Zellanhängseln (Pili im Fachausdruck) an die Blasenwand anheften. Dies lässt sich dadurch erklären ist, dass sich der Zucker an die Anhängsel der Bakterienwand bindet und damit verhindert, dass sich die Keime an der Blasenwand anheften können. Deshalb kann er auch bei einer bereits vorhandenen Blasenentzündung nicht wirken, denn dann haben sich die lästigen »Untermieter« bereits in der Blasenwand eingenistet.

Mannose wird von unserem Körper nicht verstoffwechselt und als Ganzes wieder über den Urin ausgeschieden. Das bedeutet, dass sie auch für Zuckerkranke geeignet ist und für Menschen, die abnehmen, aber süß essen wollen. Man erhält sie als Nahrungsergänzungsmittel, das auch hauptsächlich zur Vorbeugung einer Blasenentzündung gekauft wird. Leider werden die Kosten dafür von den Krankenkassen nicht übernommen.

In der oben erwähnten Studie wurden von den Versuchsteilnehmern 2 g täglich eingenommen. Es werden bis zu 2 Esslöffel pro Tag empfohlen. Sie sollten daher selbst testen, was Ihnen guttut. Am besten beginnen Sie mit täglich einem halben Teelöffel und steigern die Menge jeden Tag, bis sie 2 g erreicht haben. Eine zeitliche Beschränkung gibt es nicht. Manche nehmen das Zuckerpulver jahrelang ein – ohne Nebenwirkungen.

Nierenschwäche (Niereninsuffizienz)

Ein trüber oder stark gefärbter Harn, häufiger Harndrang, geschwollene Augen und Finger sowie Ödembildung können auf eine Nierenschwäche hinweisen. Ist diese chronisch geworden, sind auch noch Juckreiz oder häufiges Erbrechen typisch. Eine Niereninsuffizienz kann auch durch Unfälle, Vergiftungen oder Entzündungen verursacht werden. Diese Art der Niereninsuffizienz ist, wenn sie sofort behandelt wird, heilbar.

Leider lassen sich Nierenschäden im Allgemeinen meist nicht vollständig heilen. Dennoch: Erkennt man einen Nierenschaden rechtzeitig, lässt er sich oft mit Medikamenten und einer Diät begrenzen. Wenn man unter Diabetes, Übergewicht und/oder Bluthochdruck leidet – und somit zu einer Risikogruppe gehört –, sollte man daher seine Nierenwerte immer wieder überprüfen lassen. Man kann auch selbst viel dazu beitragen, damit sich die Erkrankung nicht verschlimmert, indem man sich viel bewegt und sich gesund ernährt.

Nierenbeckenentzündung (Pyelonephritis)

Die häufigste Erkrankung der Nieren ist die Nierenbeckenentzündung. Meist tritt diese als Folge einer nicht rechtzeitig behandelten Blasenentzündung auf. In der Regel wird sie mit Antibiotika behandelt, natürliche Heilmittel können diese Therapie effektiv unterstützen (siehe »Heilpflanzen zur Durchspülungstherapie« ab Seite 125).

Schwangere, Kinder und je nach klinischem Bild andere Patienten mit kompliziertem Infekt müssen allerdings in einem Krankenhaus behandelt werden, insbesondere deswegen, weil auch Komplikationen wie eine Harnabflussstörung oder die Bildung eines Abszesses möglich sind.

Nierengrieß und Nierensteine

Häufiger als die Niereninsuffizienz sind Nierensteine. Sie scheinen sich sogar zu einer richtigen Volkskrankheit zu entwickeln: Die Anzahl der Fälle hat sich in den vergangenen 20 Jahren mehr als verdreifacht. Etwa fünf Prozent der Bevölkerung Deutschlands leiden daran, Männer etwas häufiger als Frauen.

Bei Nierensteinen bilden sich kleine Kristalle in den Nieren, lagern sich dort ab und führen zu schmerzhaften Koliken oder Entzündungen bis hin zum Harnstau und Blutvergiftung. Sie können lange Zeit unbemerkt bleiben. Begünstigt wird die Steinbildung durch stark konzentrierten Urin, wie er zum Beispiel durch Schwitzen oder Flüssigkeitsmangel entsteht. Auch Diäten, Infektionen und wiederkehrende Harnwegsinfektionen begünstigen die Entstehung der Steine. Wenn sich die Steine nicht bewegen, hat man keine Symptome. Ein Urologe kann die Nierensteine mithilfe einer Ultraschalluntersuchung sicher nachweisen.

Nierensteine auf natürliche Art verhindern

Nierensteine zu verhindern und zu behandeln, ist im Rahmen der Pflanzenheilkunde nicht einfach, aber möglich. Neigt man dazu, ist eine Durchspülungs- und Reinigungstherapie (siehe »Heilpflanzen zur Durchspülungstherapie« ab Seite 125) mit entsprechenden Heilkräutern zu empfehlen. (Näheres zu den jeweiligen Heilpflanzen finden Sie im »ABC der Heilpflanzen« ab Seite 139.)

Sie wirken folgendermaßen:

- **Krampflösend:** Besonders hervorzuheben ist das Goldrutenkraut. Es erleichtert das Abgehen von Grieß und Steinen.
- **Hemmend auf das Wachstum und die Vermehrung von Bakterien (bakteriostatisch):** Auch hier sind das Goldrutenkraut, die Hauhechelwurzel sowie Orthosiphonblätter empfehlenswert. Sie verhindern Entzündungen der Harnwege. Steinträger sind nämlich besonders von Bakterienbefall (Infektionen) bedroht, da sich die Mikroorganismen gerne an Grieß und Steine anheften.
- **Harnalkalisierend** (das heißt, sie erhöhen den pH-Wert des Harns, machen ihn weniger sauer): Hier sind Brennnesselkraut und -blätter sowie das Schachtelhalmkraut zu nennen. Mit ihrer Hilfe wird außerdem Harnsäure vermehrt ausgeschieden, wodurch sich die Wahrscheinlichkeit einer Steinbildung verringert. Dies setzt jedoch voraus, dass man keine Ödeme infolge einer eingeschränkten Herz- und Nierentätigkeit hat.

DIE ART DER NIERENSTEINE ERKENNEN

Um Nierensteine gut behandeln zu können, muss man ihre Zusammensetzung kennen. Folgende Varianten unterscheidet man:

- 65–75 % aller Nierensteine zählt man zu den sogenannten Kalziumoxalatsteinen. Diese Form entsteht durch eine stoffwechselbedingt zu hohe Ausscheidung von Kalzium und Oxalat über den Urin. Bei 50 % der Betroffenen treten die Steine immer wieder auf.
- 10–15 % aller Nierensteine sind ernährungsbedingte Harnsäuresteine. Sie bilden sich vor allem infolge einer zu hohen Aufnahme von tierischen Eiweißen und Alkohol, außerdem können sie sich infolge von Fastenkuren bilden.
- Die sogenannten Phosphatsteine, die hauptsächlich durch Harnwegsinfekte verursacht werden, betreffen etwa 9–10 % der Fälle.

Selten anzutreffen sind Zystinsteine (0,5–1 %). Hierbei handelt es sich um angeborene Stoffwechselstörungen. In diesem Rahmen kommt es zu einer erhöhten Ausscheidung des schwer löslichen Eiweißbausteins Zystein im Urin. Infolgedessen kristallisieren die im Urin gelösten Salze oder Harnstoffe aus und verklumpen.

Ursachen von Nierensteinen

Die Entwicklung von Nierensteinen ist zum Teil vererbt, zum anderen liegt sie auch am Lebensstil. Oft entwickeln sich die Steine aufgrund von ungesunden Ernährungsgewohnheiten (vor allem Kalziumoxalat- und Harnsäuresteine), unzureichender Flüssigkeitsaufnahme und Stoffwechselstörungen. Mit einer Veränderung des Lebensstils kann man also einen Großteil der Erkrankungen verhindern.

Für etwas mehr als 50 % der Nierensteinfälle sind fünf Faktoren verantwortlich:

- Zu geringe Flüssigkeitszufuhr
- Zuckerhaltige Getränke

- Falsche Ernährung
- Zu viel Kalzium
- Übergewicht

Entsprechend neuen Studien ist ein typischer Nierenstein-Erkrankter übergewichtig, bewegt sich zu wenig, isst viel rotes Fleisch und trinkt zu wenig. Ändert man diese Gewohnheiten, kann man das Risiko, dass sich Nierensteine bilden, um 40 % verringern.

WAS PASSIERT BEI EINER NIERENKOLIK?

Meist entstehen Nierensteine in den Hohlräumen der Nieren, klumpen zu größeren Gebilden zusammen und wandern über das Nierenbecken in den Harnleiter. Dort können sie stecken bleiben und einen Urinstau verursachen. Auf den Steinen oder dem Grieß siedeln sich dann gerne Bakterien an, die sich schnell vermehren und zu einer Entzündung führen. Der Harnleiter versucht, die Steine mittels Muskelkraft loszuwerden. Dadurch entstehen Krämpfe, die gefürchteten schmerzhaften Nierenkoliken. Manchmal steigen die Entzündungswerte so stark an, dass eine Blutvergiftung droht.

Behandlung von Nierensteinen

Erfreulicherweise gehen kleinere Steine in den meisten Fällen spontan ab. Man kann dies fördern, indem man mehr trinkt als üblich und sich bewegt.

Folgende Heilkräutermischungen wirken bei einer Neigung zur Steinbildung als Tee:

Brennnesselkraut-Teemischung

Diese Teemischung schmeckt angenehm und hat ein breiteres Wirksamkeitsspektrum als reiner Brennnesseltee. So hilft der Tee zur Harnverdünnung bei Neigung zur Steinbildung.

70 g Brennnesselkraut
20 g Birkenblätter
10 g Buccoblätter

ZUBEREITUNG

1. Einen Esslöffel dieser Teemischung mit 150 ml kochendem Wasser übergießen, 10 Minuten ziehen lassen, absieben.
2. Davon mehrmals täglich eine Tasse trinken.

Löwenzahnwurzelkraut-Teemischung

Wirkt der Steinbildung entgegen.

70 g Löwenzahnwurzel mit -kraut
20 g Birkenblätter
10 g Wacholderbeeren

ZUBEREITUNG

1. Einen Esslöffel dieser Teemischung mit 150 ml kochendem Wasser übergießen und 10 Minuten ziehen lassen, dann absieben.
2. Mehrmals täglich eine Tasse davon zu sich nehmen, am besten einen Liter pro Tag trinken.

Gehen die Steine nicht von selbst ab, können sie mithilfe der sogenannten »extrakorporalen Stoßwellenlithotripsie«, kurz ESWL, oder mit einem endoskopischen Verfahren wie der Ureterorenoskopie sowie der Nephrolithotomie zerstört werden.

Diese Verfahren funktionieren folgendermaßen:

- Mithilfe der ESWL werden die Steine durch elektromagnetische Stoßwellen von außen zertrümmert. Die Bruchstücke scheidet man mit dem Urin aus. Die Behandlung ist nicht ganz schmerzfrei und dauert je nach Größe und Ort des Steines etwa eine Stunde. Anschließend sollte man ganz besonders entkrampfend wirkende Heiltees mit Heilkräutern wie Goldruten- oder Petersilienkraut und -wurzel (siehe »ABC der Heilpflanzen« ab Seite 139) trinken.
- Im Rahmen der Ureterorenoskopie nimmt der Arzt eine Spiegelung des gesamten Harntraktes vor. Auf diese Weise findet man die Steine und entfernt sie schonend. Dies geschieht in der Regel unter Vollnarkose.
- Schließlich gibt es noch die perkutane Nephrolithotomie. Hier werden die Steine mithilfe einer Punktion der betroffenen Niere durch die Haut entfernt, was mittels Röntgenstrahlen oder Ultraschall kontrolliert wird. Auch dies geschieht unter Vollnarkose.

Gesunde Ernährung gegen Nierensteine

Bei der Hälfte der Patienten treten Nierensteine immer wieder auf. Mit ein paar kleinen Umstellungen in der Ernährung lässt sich dies jedoch meistens verhindern. Dazu gehören folgende Maßnahmen:

- Man sollte mehr trinken, als üblicherweise empfohlen wird (etwa zwei bis drei Liter pro Tag).
- Der Speiseplan sollte viel Gemüse, wenig Alkohol und nicht zu viel Fleisch enthalten.
- Übergewicht sollte man vermeiden oder abbauen (mehr dazu auf Seite 101).
- Man sollte sich auf Gicht untersuchen lassen. Besteht die Tendenz, Harnsäure anzureichern, den Empfehlungen für Gichtpatienten Folge leisten, das heißt: stark purinhaltige Lebensmittel meiden, vor allem keine Innereien, wenig Fleisch und Wurst essen.

- Bei Zystinsteinen sollten Sie vegetarische Kost bevorzugen oder den Fleisch- und Fischverzehr zumindest stark reduzieren.
- Darüber hinaus helfen heiße, feuchte Anwendungen, zum Beispiel ein heißes Bad, ansteigende Halb- oder Fußbäder und Auflagen auf der Nierengegend.

Kalziumoxalatsteinen vorbeugen

Um die schmerzhaften Kalziumoxalatsteine nicht wiederholt zu bekommen, lässt sich einiges tun.

Zunächst ist es wichtig, Oxalsäure zu meiden. Nimmt man zu viel davon zu sich, bilden sich Steine. Viel Oxalsäure ist in Spinat, Mangold, Amaranth, Sauerampfer, Yamswurzeln, Süßkartoffeln, Roter Bete, Rhabarber, Cashewkernen, Hasel-, Wal- und Erdnüssen, Sojabohnen, Weizenkleie, Kakao, Schokolade, Petersilie, schwarzem Tee und Instantkaffee enthalten.

Kalzium ist ein wichtiger Mineralstoff, den man für die Gesundheit der Knochen benötigt. 800 bis 1000 Milligramm am Tag benötigt man davon. Kalzium transportiert die Oxalsäure ab, jedoch fördert zu viel davon wiederum die Steinbildung.

Welche Lebensmittel viel Kalzium enthalten, sehen Sie in der folgenden Liste. Die enthaltene Kalziummenge in mg steht in Klammern dahinter und versteht sich pro 100 Gramm des Lebensmittels.

- Schlafmohnsamen, trocken (1460 mg)
- Parmesan (1178 mg)
- Bergkäse, Vollfettstufe (1100 mg)
- Emmentaler (1029 mg)
- Tilsiter (910 mg)
- Magermilchpulver (1290 mg)
- Vollmilchpulver (1047 mg)
- Appenzeller (1090 mg)
- Sesamsamen (ca. 1000 mg)
- Gouda (820 mg)

Sie können selbst einiges tun, um Kalziumoxalatsteinen vorzubeugen:

- **Möglichst wenig Kohlenhydrate:** Dazu gehört es, wenig bis keine Süßigkeiten und möglichst nichts aus hellem Mehl (Weizen) zu essen. Stattdessen sollten Sie viele gesunde Ballaststoffe zu sich nehmen, dazu komplexe Kohlenhydrate (also Vollkornbrot, -pasta und -reis). Vorteilhaft sind Brot und Brötchen aus Hafer, Dinkel, Roggen oder Gerste. Auf Weiß- und Toastbrot sollten Sie lieber verzichten. Zwieback, Weizen- und Milchbrötchen sowie Croissants sind ebenfalls nicht zu empfehlen.
- **Nicht mehr als 1 Gramm Eiweiß** pro Kilogramm Körpergewicht täglich. Das heißt: Wiegt eine Frau 65 Kilo bei einer Größe von 1,70 Meter, benötigt sie 65 Gramm Eiweiß pro Tag, am besten verteilt auf drei Mahlzeiten. Ein Mann, der 80 Kilo bei einer Körpergröße von 1,85 Meter wiegt, benötigt täglich 80 Gramm Eiweiß. Nur Eiklar enthält 100 % Eiweiß, in üblichen Nahrungsmitteln liegt der Gehalt deutlich niedriger: Obst um die 1 %, Getreide ca. 7 bis 13 %, Gemüse 1 bis 4 %, Milch ca. 3 %, Emmentaler etwa 30 %, Fisch ungefähr 15 bis 20 %, Fleisch dagegen durchschnittlich 20 %, Hülsenfrüchte wie zum Beispiel Soja zwischen 20 und 25 %.
- **Hochwertige Pflanzenöle:** Sie sollten tierische Fette am besten durch hochwertige Pflanzenöle ersetzen, die keine entzündungsfördernde Arachidonsäure enthalten. Verwenden Sie also am besten Oliven-, Raps-, Walnuss-, Lein- und Weizenkeimöl. Schweine-, Gänse- und Butterschmalz, aber auch Palmfett, Mayonnaise, Sonnenblumen- und Distelöl sind nicht geeignet.
- **Weniger Fleisch:** Versuchen Sie maximal zweimal pro Woche Fleisch zu essen und Wurstwaren noch seltener. Vor allem Schweinefleisch enthält viel Arachidonsäure. Wenn Sie Fleisch essen, dann sollten magere Fleischvarianten wie Corned Beef, Putenbrustaufschnitt, Aspik, Geflügelfleisch und Rinderfilet auf den Tisch kommen.
- **Fetter Seefisch:** Ein- bis zweimal pro Woche sollten Sie zum Beispiel Hering, Lachs, Makrele und Aal verzehren. Damit er-

halten Sie viele wertvolle Omega-3-Fettsäuren. Fisch in Mayonnaise oder Sahne eingelegt und panierter Fisch sind nicht zu empfehlen.

- **Mehr Wasser:** Trinken Sie mehr als für Gesunde üblich, das heißt mindestens 2,5 bis 3 Liter täglich. Wählen Sie harnneutrale Getränke wie Wasser – am besten mit frischem Zitronensaft, Früchtetees, Nieren- und Blasentees, auch verdünnte (Zitrus-) Fruchtsäfte sind gut. Kaffee und Alkohol sollten Sie reduzieren.
- **Regelmäßig trinken:** Trinkt man tagsüber genug, flachen die sonst üblichen Konzentrationsspitzen von Kalzium und Oxalsäure während der Nacht ab.
- **Magnesium:** Magnesium hilft, Kalziumoxalatsteine zu verhindern. Lebensmittel mit hohem Magnesiumgehalt finden Sie in dieser Liste. Die enthaltene Magnesiummenge in mg steht in Klammern dahinter und versteht sich pro 100 Gramm des Lebensmittels.
  - Sonnenblumenkerne (420 mg)
  - Sesamsamen (347 mg)
  - Schlafmohnsamen, trocken (333 mg)
  - Quinoa (276 mg)
  - Haferflocken (134 mg)
  - Kürbiskerne (402 mg)
  - Leinsamen (340 mg)
  - Weizenkeime (285 mg)
  - Vollkornreis (157 mg)
- **Magnesium mit Zitronensäure** ergänzen: Die Kombination aus beidem hilft dem Darm, Oxalsäure aufzunehmen. Damit gelangt die Säure dann nicht in die Harnwege. Viel Zitronensäure enthalten vor allem Zitrusfrüchte.
- **Wenig salzen**: Hohe Salzmengen sorgen dafür, dass zu viel Kalzium ausgeschieden wird. Letzteres begünstigt wiederum die Kalziumoxalatsteine. Das bedeutet, dass man täglich höchstens einen halben Teelöffel Salz zusätzlich zu den Fertiglebensmitteln, die man isst, zu sich nehmen sollte. Auch Chips und Salzgebäck sollte man meiden. Fertiggerichte und Fast Food

enthalten oft zu viel Salz und sind auch deshalb nicht zu empfehlen.

- **Keine Zwischenmahlzeiten:** Hat man vor einiger Zeit noch fünf Mahlzeiten pro Tag empfohlen, so reduziert man das inzwischen auf drei Hauptmahlzeiten am Tag mit einer Pause von vier bis fünf Stunden dazwischen.
- **Vollkorn:** Als Beilagen sind Vollkornnudeln, Vollkornreis, Quinoa und Pellkartoffeln zu empfehlen. Dagegen sollte man auf Hartweizennudeln, geschälten Reis, Pommes, Kroketten, Kartoffelbrei und -puffer verzichten.
- **Frisches Obst:** Auf gezuckerte Obstkonserven, Trockenobst und Obstmus sollten Sie verzichten. Aufgrund des hohen Zuckergehalts sind Bananen, Birnen, Honigmelonen, Kirschen, Mango und Weintrauben ebenfalls nicht so gut. Dagegen sind Äpfel, Aprikosen, Avocados, Clementinen, Erdbeeren, Grapefruits, Heidelbeeren, Marillen, Nektarinen, Papayas, Pflaumen, Pfirsiche, Sauerkirschen, Stachelbeeren, Wassermelonen und Zwetschgen zu empfehlen. Isst man Brombeeren, Himbeeren, Johannisbeeren, Kiwis und Orangen, hat man zusätzlich etwas für seine Kalziumversorgung getan, da diese Obstsorten relativ viel davon enthalten.
- **Eier:** Man sollte maximal 3 bis 5 Eier pro Woche essen.
- **Milch:** Bei Milch und Milchprodukten sollte man die fettarmen Varianten vorziehen. Dazu gehören fettarme Milch und Käse bis maximal 45 % i. Tr. (Schnitt-, Weich- und Fetakäse sowie Mozzarella). Besonders wenig Kalorien enthalten Harzer Käse und körniger Frischkäse.

Die Grenzen der Selbsthilfe

Bei vielen Beschwerden kann man sich gut selbst helfen, bei einigen Krankheitsbildern sollte man jedoch einen Arzt hinzuziehen. Die alleinige Selbstbehandlung bei Nierenproblemen ist gerechtfertigt bei:

- Vorkommen von Bakterien im Urin, die sogenannte Bakteriurie, sofern kein Fieber auftritt, kein Flankenschmerz zu beobachten ist, die weißen Blutkörperchen nicht erhöht sind (eine sogenannte Leukozytose)
- Kurzfristiger Blasenentzündung
- Honeymoon-Zystitis (die typische Blasenentzündung nach den Flitterwochen)
- Nachbehandlung und Vorbeugung nach Absetzen einer Therapie mit chemisch-synthetischen Mitteln oder Antibiotika

In allen anderen Fällen, vor allem dann, wenn die Nieren beteiligt sind, ist zusätzlich zu einer Therapie mit Antibiotika eine ergänzende Therapie mit Heilpflanzen, die für eine Durchspülungstherapie empfohlen werden (siehe »Heilpflanzen zur Durchspülungstherapie« ab Seite 125), sinnvoll. Sie sollte einen Monat lang fortgesetzt werden, um ein erneutes Aufflammen der Entzündung zu verhindern und insbesondere die Kolibakterien aus den Nieren, den Harnwegen und der Blase zu entfernen.

Die pflanzlichen Harnwegsdesinfizienzien können Antibiotika nicht vollständig ersetzen, insbesondere wenn Problemkeime (zum Beispiel Chlamydien, Gonokokken, Turberkulosebakterien oder ein Pilzbefall) dazukommen. Dies gilt insbesondere dann, wenn die Keimzahl sehr hoch ist und Sie Fieber haben – konsultieren Sie dann in jedem Fall einen Arzt.

Die Reizblase

Eine Reizblase ist eine überaktive Blase, bei der man ständig das Gefühl hat, auf die Toilette gehen zu müssen. Das ist selbst dann der Fall, nachdem man die Blase entleert hat. Das Gehirn erhält ständig den Reiz einer gefüllten Blase, oder die Muskulatur der Blase zieht sich plötzlich zusammen. Leider kommt dies auch nachts vor. Muss man jede Stunde oder noch öfter auf die Toilette, wird das für die Betroffenen zu einem echten Problem. Ein gehäufter Toilettengang liegt dann vor, wenn man öfter als achtmal am Tag auf die Toilette muss. Trinkt man allerdings sehr viel, kann das auch öfter sein.

Auf gar keinen Fall sollte man weniger trinken. Damit erreicht man möglicherweise das genaue Gegenteil. Trinkt man zu wenig, erhöht sich die Urinkonzentration. Dies kann wiederum die Blasenmuskulatur reizen. Von einer Reizblase sind vor allem Frauen betroffen.

Die Reizblase ist eine Form der Blasenschwäche, die nach häufigen Blasen-, Nierenbecken- oder Nierenentzündungen entstehen kann. Sie kann aber auch durch Operationen, hormonelle Störungen, Angst oder Stress ausgelöst werden. Bei Männern kann sie durch eine vergrößerte Prostata entstehen. Schwache Entzündungen mit schlecht nachweisbaren Keimen oder eine Fehlfunktion der Beckenbodenmuskulatur können ebenfalls zugrunde liegen. Sogar kühle Getränke, aber auch Kälte oder Nässe, Aufregung oder Geschlechtsverkehr können die Symptome einer Reizblase auslösen und verstärken, ebenso seelische Ursachen, wie Platzangst oder eine Zwangserkrankung.

Betroffene haben häufig Angst, ständig die Toilette aufsuchen zu müssen, wenn sie unterwegs sind. Das kann einen Teufelskreis auslösen. Hat man eine Reizblase, muss man unbedingt die Ursachen beim Urologen abklären lassen.

Wie Sie bereits gelesen haben, sollte man täglich etwa 1,5 Liter trinken. Bei einer überaktiven Blase vermeidet man besser die Zufuhr einer großen Flüssigkeitsmenge innerhalb kurzer Zeit. Ungünstig sind Kaffee, Tee, kohlensäurehaltige und besonders saure Getränke. Muss man nachts häufig raus, sollte man die tägliche Trinkmenge über den Tag verteilt möglichst vor 18 Uhr zu sich nehmen. Da Übergewicht das Problem oft verstärkt, hilft es oft abzunehmen (siehe Seite 101).

Was untersucht ein Arzt und welche Medikamente werden verordnet?

Um herauszufinden, welche Ursachen die Reizblase hat, erhalten die Patienten den Auftrag, ein Miktionsprotokoll zu führen. Dann wird der Urin auf mikrobielle Erreger untersucht und die Harnwege werden mittels Ultraschall überprüft. Auch eine Blasendruckmessung hilft, die Entleerung über die Harnröhre zu untersuchen.

In der Regel verordnet ein Arzt sogenannte Anticholinergika. Diese hemmen bestimmte Substanzen im Gehirn und sollen dadurch eine beruhigende Wirkung auf die Reizblase haben. Sie haben allerdings beachtliche Nebenwirkungen. Aber auch Psychotherapie, Entspannungsverfahren (zum Beispiel autogenes Training) und Akupunktur können helfen.

KONTINENZTRAINING (TOILETTEN- ODER BLASENTRAINING)

Im Rahmen eines Kontinenz- oder Toilettentrainings versucht man, den ersten Harndrang 20 Minuten zu unterdrücken. Diese Dauer trägt man in ein Miktionstagebuch ein, um zu sehen, wann sich die ersten Erfolge einstellen. Dann versucht man, die Abstände zwischen den Toilettengängen schrittweise zu vergrößern, bis die Blase nicht mehr ständig kontrolliert werden muss. Durch diese Maßnahmen wird die Blase trainiert. Oft kann man das Fassungsvermögen der Blase dadurch erhöhen.

Allgemeine Maßnahmen bei Reizblase

Folgende Maßnahmen können bereits helfen:

- Warme Kleidung tragen und sich nicht auf kalte Unterlagen setzen (dann vielleicht eine Aluunterlage verwenden).
- Auf Genuss- und Lebensmittel verzichten, die die Schleimhaut reizen (Kaffee, Alkohol, scharfe Gewürze) beziehungsweise den Urin ansäuern (Fleisch, Milch, Spargel, Spinat, Erdbeeren).
- Durch Erhöhung der Trinkmenge (wenige Tage 2 bis 3 Liter täglich) kann man eine Durchspülung der Harnwege erreichen.
- Ansteigende Fußbäder, warme Sitzbäder und feuchtwarme Auflagen auf dem Unterbauch wirken entkrampfend und schmerzlindernd.

Natürliche Behandlung der Reizblase

Jüngere klinische Studien zeigten, dass Heilkräuter bei leichten bis mittelschweren Verläufen einer Reizblase die besten Voraussetzungen für eine alleinige Therapiemaßnahme bieten. Ist die Reizblase mit Schmerzen und Krämpfen verbunden, ist eine kombinierte Gabe mit konventionellen Medikamenten erforderlich. Für eine Behandlung mit Heilkräutern eignen sich besonders Goldrutenkraut, Kürbissamen, Baldrian und Hopfenzapfen. (Mehr dazu finden Sie im »ABC der Heilpflanzen« ab Seite 139.)

Erkrankungen der Prostata

Zum Harntrakt gehört beim Mann auch noch die Prostata, die zusammen mit den Samenbläschen und Samenleitern, den Hoden und den Nebenhoden die Geschlechtsorgane des Mannes ausmacht.

Der hintere Teil der Prostata lässt sich durch den Enddarm (Rektum) direkt mit dem Finger ertasten. Bei dieser sogenannten rektalen Untersuchung kann ein Arzt feststellen, ob die Oberfläche der Prostata glatt ist – wie bei einer gesunden Drüse – oder zum Beispiel unregelmäßig oder höckerig.

Gutartige Prostatavergrößerung (benigne Prostatahyperplasie)

Bis ein junger Mann 20 Jahre alt ist, wächst die Prostata ständig, bis sie eine normale Größe von 18 bis 20 ml erreicht hat. Veränderungen im männlichen Hormonhaushalt führen dazu, dass die Drüse bei etwa der Hälfte der Männer ab ungefähr dem fünfzigsten Lebensjahr wieder sehr langsam anfängt zu wachsen, zuerst meist ohne Symptome. Dann spricht man von einer gutartigen Vergrößerung der Prostata, in der Medizinersprache »benigne Prostatahyperplasie« (abgekürzt BPH) genannt. Dabei handelt es sich um eine Vergrößerung der Prostatadrüse und Anteilen des Zwischengewebes, die normalerweise von der sogenannten Übergangszone ausgeht Diese gutartige Drüsenvergrößerung wird nur dann als Krankheit bezeichnet, wenn gleichzeitig Symptome auftreten wie zum Beispiel nächtliches Wasserlassen, Harnverhalt oder ein abgeschwächter Harnstrahl bei gleichzeitig massiv erhöhtem Blasenentleerungsdruck.

Schätzungen zufolge sind 60 bis 70 % der Männer über 50 davon betroffen, ca. 70 bis 80 % aller Männer über 70 Jahre. Wird man 90 Jahre und älter, steigt die Krankheitshäufigkeit bis auf über 90 % an. Da die Krankheit sehr häufig ist, gilt die BPH als Volkskrankheit.

Ungefähr die Hälfte aller Männer mit einer vergrößerten Prostata hat Probleme beim Wasserlassen. Die Ursache ist, dass durch das Gewebewachstum der Harnfluss beeinträchtigt wird. Der Druck auf die Harnröhre oder Blase steigt. Man sollte vom Urologen abklären lassen, ob die Prostata wirklich vergrößert ist, um andere Ursachen wie eine überaktive Blase oder Erkrankungen wie Diabetes oder Herzprobleme auszuschließen.

Die BPH ist gut behandelbar. Wird sie nicht behandelt, kann die Prostata grundsätzlich so lange wachsen, bis sie den Blasenauslass völlig verschließt. Die Ursache dafür ist unklar, aber man weiß, dass für die Entstehung einer BPH das männliche Geschlechtshormon Testosteron wesentlich ist.

Nach dem Urologen Carl Erich Alken unterscheidet man drei Stadien:

- **Reizstadium:** Erste Symptome sind Harnstrahlabschwächung, nächtliches Auf-die-Toilette-Müssen (Nykturie), häufiger Harndrang und verzögerter Miktionsbeginn.
- **Restharnstadium:** Es kommt zu einer zunehmenden Restharnbildung, immer wiederkehrenden Harnwegsinfekten, Blasensteinbildung und Dranginkontinenz.
- **Dekompensationsstadium:** Die Symptome verschlimmern sich zu Überlaufblase, Harnstauungsnieren, dekompensierter Niereninsuffizienz bis zur Urämie (Vergiftung des Blutes mit Substanzen, die nur im Urin vorkommen dürfen).

VORSORGEUNTERSUCHUNG

Um ernsthafte Erkrankungen der Prostata rechtzeitig zu erkennen, sollten Männer ab dem 45. Lebensjahr einmal jährlich eine Früherkennungsuntersuchung (jährliche Krebsvorsorge ab dem 45. Lebensjahr) beim Urologen durchführen lassen. Währenddessen kann man die Beschwerden ansprechen.

Prostataerkrankungen vorbeugen

Um einer Prostataerkrankung vorzubeugen, gibt es folgende Möglichkeiten:

- Meiden Sie gesättigte tierische Fettsäuren, wie sie in Wurst und Fleisch enthalten sind.
- Sojaprodukte wirken sich erfahrungsgemäß positiv auf die Prostata aus.
- Sitzen sie nicht zu lange und bewegen sie sich regelmäßig. Tatsächlich leiden sportlich aktive Männer weniger unter den Beschwerden einer gutartig vergrößerten Prostata und werden seltener operiert. Bereits leichte körperliche Aktivität verringert das Risiko, Beschwerden zu bekommen.
- Harnverhalt tritt oft nach dem Genuss größerer Mengen von kaltem Bier auf, entsprechend hilft es oft, kalte und alkoholische Getränke zu meiden.
- Wärme erleichtert den Harnabgang, deshalb sollte man Unterkühlung und Nässe meiden.
- Es hilft, Blase und Darm regelmäßig zu entleeren und eine eventuell zusätzlich bestehende chronische Verstopfung zu beseitigen.
- Reduzieren Sie gegebenenfalls Übergewicht.
- Achten Sie auf eine ausgewogene, ballaststoffreiche Ernährung und trinken Sie ausreichend (1,5 Liter täglich).
- Rauchen Sie nicht.
- Müssen Sie oft nachts auf die Toilette, hilft Folgendes:

- Abends wenig trinken und vor allem keinen Alkohol und keine koffeinhaltigen Getränke.
- Ein 30-minütiger Spaziergang kann helfen besser zu schlafen.
- Abends die Beine hochlegen und möglicherweise sogar Stützstrümpfe tragen hilft, die Flüssigkeit im Körper zu verteilen und damit einen Reiz, auf die Toilette zu gehen, in der Nacht zu verringern.
- Kälte in der Nacht vermeiden, denn dadurch entsteht ebenfalls ein nächtlicher Harndrang.

Heilpflanzen

Die gutartige Prostatavergrößerung gehört zu den medizinischen Beschwerden, die am häufigsten mit pflanzlichen Heilmitteln behandelt werden. Sie können zwar meist eine vergrößerte Prostata nicht rückgängig machen, jedoch können sie in frühen Stadien der Erkrankung einige Symptome wie häufigen Harndrang mit geringer Harnmenge oder schmerzhafte Harnentleerung lindern oder sogar beseitigen. Zudem sind pflanzliche Mittel meist gut verträglich, nebenwirkungsarm, deutlich preisgünstiger und oft mindestens so gut wie künstlich hergestellte Arzneimitte. Infrage kommen Brennnesselwurzel, Kürbissamen, Sägepalme und Roggenpollen (siehe »ABC der Heilpflanzen« ab Seite 139). Studien zeigen, dass mit ihrer Hilfe zum einen weniger Restharn in der Blase zurückbleibt und zum anderen der Urin besser abfließen kann. Vorsichtshalber sollte man vor ihrer Anwendung einen Arzt aufsuchen. Außerdem ist es sinnvoll, ein Miktionsprotokoll anzulegen. Leider dauert es oft ein bis zwei Monate, bis die eben genannten Mittel wirken.

Pflanzliche Prostatamittel eignen sich nicht nur zur alleinigen Behandlung der gutartigen Prostatavergrößerung und können auf diese Weise den Leidensdruck der Patienten verringern. Gleichzeitig reduzieren sie auch die Reizblasensymptome. Es gibt sie als standardisierte Trockenextrakte, zähflüssige Auszüge, verarbeitet zu Kapseln und Tabletten. Für Kürbissamen gibt es auch Granulate. Sie wirken antientzündlich, gegen Ödembildung und bessern die Reizsymptomatik. Sie verringern auch geringfügig das Prostatavolumen. Jedoch sollte man vor ihrer Anwendung einen Prostatakrebs ausschließen.

Je nach Größe der Prostata beziehungsweise dem Stadium der Prostataveränderungen haben sich folgende Behandlungsmöglichkeiten bewährt:

- Kleines Prostatavolumen unter 25 ml oder Stadium I nach Alken: Brennnesselwurzel, hochdosierte Kürbissamen-Spezialzüchtungen, Hypoxis-rooperi-Phytosterolgemisch beziehungsweise Phytosterolum DAB (siehe »ABC der Heilpflanzen« ab Seite 139).
  Mittleres Prostatavolumen (25–40 ml) beziehungsweise Stadium II: hochdosierte Sägepalmenfrucht-Präparate (mindestens 320 mg lipophiler Extrakt) und Sägepalmenfrucht-Kombinationspräparate (siehe »ABC der Heilpflanzen« ab Seite 139).
- Starker Blutandrang zum Beispiel beim Prostatasyndrom: Roggenpollenauszug, Kombinationspräparate mit Sägepalmenfrucht-, Goldruten- und Rosskastanienauszug (siehe »ABC der Heilpflanzen« ab Seite 139).

Da die meisten Pflanzenpräparate (Ausnahme Sägepalmenfrüchte) nur die Beschwerden einer vergrößerten Prostata bessern, ohne die Vergrößerung zu beheben, sollte man zur Kontrolle regelmäßig einen Arzt aufsuchen.

Prostataentzündung (Prostatitis)

Unter akuter Prostatitis versteht man eine fieberhafte, eitrige Entzündung der Vorsteherdrüse, der eine Dauerkatheterbehandlung, Abwehrschwäche, Immunsuppression oder Prostatasteine vorweggehen können.

Etwa die Hälfte aller Männer bekommt im Laufe des Lebens einmal eine Prostataentzündung. Die Ursache sind selten Bakterien, die über die Harnwege in die Prostata gelangen und eine bakterielle Prostataentzündung verursachen. Sehr viel öfter kommt eine chronische abakterielle Prostataentzündung vor, die nicht durch Erreger bedingt ist und mit oder ohne Entzündungszeichen einhergeht. Leider lässt sich oft keine eindeutige Ursache dieser Erkrankung feststellen. Diagnostiziert wird sie mittels Tastuntersuchung vom Enddarm aus, einer Ultraschalluntersuchung oder einer Urin- und Blutentnahme. Wurde die Entzündung durch Bakterien verursacht, werden Antibiotika verordnet, bei anderen Ursachen sogenannte Alphablocker und entzündungshemmende Medikamente.

Zu den Symptomen gehören unter anderen:

- Schmerzen und Brennen beim Wasserlassen
- Häufiger Harndrang
- Harnabflussstörungen
- Druckgefühl im Dammbereich
- Schmerzen im Unterbauch, auch im unteren Rücken
- Schmerzen in der Penis-, Hoden-, Anal-, Damm-, Leisten-, Scham- sowie in der Lendengegend
- Schmerzen während und insbesondere nach der Ejakulation
- Schmerzen im Darmbereich
- Hohes Fieber bei einer bakteriellen Infektion
- Schüttelfrost, ausgeprägtes Krankheitsgefühl

Hilfreiche allgemeine Maßnahmen

- Regelmäßige Darm- und Blasenentleerung, um eine gegebenenfalls bestehende chronische Verstopfung zu beseitigen
- Unterkühlung und Nässe vermeiden
- Warme Sitzbäder
- Regelmäßig einen Blasen- und Nierentee mit entzündungs- und keimhemmender Wirkung trinken (siehe »Desinfizierend wirkende Heilpflanzen« ab Seite 128)
- Blasenentzündungen frühzeitig behandeln
- Roggenpollenextrakt, der mindestens drei Monate eingenommen werden muss (siehe »ABC der Heilpflanzen« ab Seite 139)

Die akute bakterielle Prostataentzündung ist als urologischer Notfall zu behandeln. Die Pflanzenheilkunde ist hier nicht ausreichend, daher müssen Sie damit unbedingt zum Arzt.

Nierenproblemen vorbeugen und die Ursachen behandeln

Manchmal haben Nierenprobleme ihren Ursprung gar nicht in den Nieren selbst – es sind andere Erkrankungen schuld. Das betrifft zum Beispiel den Blutdruck. Ist er lange Zeit zu hoch, schadet dies auch den Nieren. Auch ein Vitamin-D-Mangel oder Diabetes kann zu Nierenproblemen führen. Wie man diesen und anderen Ursachen entgegenwirken kann, erfahren Sie in den nächsten Kapiteln.

Den Blutdruck senken

Wie Sie bereits gelesen haben, ist ein dauerhaft erhöhter Blutdruck sehr schlecht für die Gefäße, inklusive der kleinen Nierengefäße. Deshalb erhalten Sie im folgenden Tipps, wie Sie einen zu hohen Blutdruck natürlich senken können. Dafür gibt es zahlreiche Möglichkeiten. Besonders viel erreicht man über die Ernährung.

Seit vielen Jahren essen wir in Deutschland zu viel Fett, zu viel Eiweiß, zu wenig Kohlenhydrate und Ballaststoffe und haben dementsprechend mit den gesundheitlichen Folgen zu kämpfen. Die Lösung wäre eigentlich ganz einfach: mehr pflanzliche und weniger tierische Lebensmittel verzehren.

Folgendes kann helfen, den Blutdruck zu senken:

- **Normalgewicht erhalten oder anstreben:** Nimmt man überflüssige Kilos ab, kann man pro abgenommenem Kilogramm Körpergewicht mit einer Blutdrucksenkung um mindestens 1 bis 2 mmHg rechnen. Sind zehn Kilogramm geschafft, ist mit einer Blutdrucksenkung von 8 bis 15 mmHg zu rechnen.
- **Vitamin C:** Vitamin C wird direkt eine blutdrucksenkende Wirkung zugesprochen. Bei Untersuchungen war die Zufuhr von Vitamin C nicht einmal besonders hoch, nämlich etwa 60 bis 90 mg täglich. Dies ist eine Konzentration, die man durchaus

auf natürlichem Wege erreichen kann. Viel Vitamin C findet man in Kiwis, roter Paprika, Orangen und frischen Erdbeeren.

- **Ubichinon oder Coenzym Q10:** Bei Ubichinon handelt es sich um den Bestandteil eines Enzyms, man nennt dies dann Coenzym. Eine Überprüfung des Ubichinonstatus erscheint nach den vorliegenden wissenschaftlichen Erkenntnissen sinnvoll. Da auch zahlreiche Studien vorliegen, welche eine blutdrucksenkende Wirkung von Coenzym Q10 aufzeigen konnten, ist bei einem Mangel auf alle Fälle eine Supplementierung zu überlegen. Positive Ergebnisse wurden dabei mit relativ hohen Dosierungen (zwischen 100 und 300 mg täglich) erreicht. Hier sollte man den Arzt fragen, ob eine derartige Therapie sinnvoll ist, insbesondere bei Einnahme von Statinen zur Cholesterinsenkung.
- **Vitamin D:** Es scheint, als würde sich ein Vitamin-D-Mangel auch auf den Blutdruck auswirken. Wissenschaftliche Untersuchungen ergaben, dass Personen mit einem Vitamin-D-Mangel ein 3,2-fach höheres Risiko haben, einen hohen Bluthochdruck zu entwickeln, als Personen, die gut mit dem Vitamin versorgt sind. Bei allen Vorteilen von bestimmten Vitaminen sollten Sie diese nur nach vorheriger Bestimmung des Vitaminstatus einnehmen. Vitaminpräparate aus der Werbung sind in der Regel keine Hilfe!

Kochsalz reduzieren

Geringe Mengen Kochsalz sind für den Menschen lebensnotwendig. Salz erhält den Wassergehalt im Körper aufrecht. Aber auch dieses Lebensmittel darf man nicht grenzenlos zu sich nehmen, denn 20–30 % der Gesunden und 50–60 % der Bluthochdruckkranken sind salzempfindlich. Letztere profitieren in jedem Fall von einer Einschränkung des Salzkonsums. denn wenn sie weniger Salz essen, sinkt ihr Blutdruck sofort. Bei salzempfindlichen Menschen ist die Fähigkeit der Nieren zur Natriumausscheidung beeinträchtigt. Dies führt dazu, dass Natrium zurückgehalten wird und der Natriumgehalt in den Körperzellen höher ist. Kochsalzarme Ernährung senkt bei salzempfindlichen Personen den Blutdruck um ungefähr 7,5 mmHg systolisch und 3,5 mmHg diastolisch, sodass möglicherweise mit salzarmem Essen sogar der Medikamenteneinsatz verringert werden kann. Und: Der Blutdruck bei älteren Menschen reagiert häufig stärker auf Salz als bei jüngeren.

MASSEINHEITEN

Grundsätzlich unterscheidet man zwei Werte, die in der Maßeinheit »Millimeter Quecksilbersäule« (mmHg) angegeben werden: die Pumpphase (systolisch, Herzkontraktion) und die Blutfüllung (diastolisch, Herzerschlaffung).

Die Deutsche Hochdruckliga empfiehlt daher für alle Hochdruckkranken eine Salzaufnahme von nicht mehr als 6 Gramm am Tag (entspricht etwa einem gestrichenem Teelöffel, 1 Prise Salz sind etwa 0,5 g). Diese Menge wird auch für Menschen mit normalem Blutdruck empfohlen. Leider nehmen die meisten locker das Doppelte zu sich.

Vollwerternährung bevorzugen

Die Vollwerternährung bildet heutzutage einen Hauptpfeiler in der Vorbeugung von Krankheiten. Gerade die erhöhten Anteile von Frischkost erweisen sich wirksam in der Behandlung des Bluthochdrucks. Ein Vorteil ist auch, dass Gerichte aus Getreide oder Vollkornflocken lange satt machen und sich günstig auf den Blutzucker- und Blutfettspiegel auswirken. Dies ist insbesondere wichtig für Hypertoniker, da diese Werte häufig ähnlich wie der Blutdruck erhöht sind.

Bewegung

Bewegung hilft nicht nur, Übergewicht zu vermeiden oder zu reduzieren, sie hilft auch, den Blutdruck zu senken.

Bioaktive Substanzen

Man weiß heutzutage, dass oft nicht nur die Zufuhr einer einzelnen Wirksubstanz von Bedeutung ist, sondern auch ihr zugehöriges Umfeld, also die natürlichen Begleitsubstanzen in einem Lebensmittel. Außerdem gibt es Lebensmittelinhaltsstoffe, die eigentlich nicht lebensnotwendig sind, jedoch die Funktionen des Herz-Kreislauf-Systems unterstützen. Man zählt sie zu den sogenannten bioaktiven Wirkstoffen. Darunter versteht man gesundheitsfördernde Nahrungsinhaltsstoffe ohne Nährstoffcharakter (also weder Fett, Eiweiß, Kohlenhydrate, Vitamine, Mineralstoffe noch Spurenelemente) – im Fachausdruck nichtnutritiv genannt. Im Allgemeinen werden darunter sekundäre Pflanzenstoffe, Ballaststoffe sowie Substanzen in fermentierten, also milchsauer vergorenen Lebensmitteln (Joghurt, Käse, Sauerkraut ...) verstanden. Man vermutet sogar, dass einige ernährungsbedingte Krankheiten zumindest teilweise die Folge einer unzureichenden Versorgung mit bioaktiven Substanzen sind, die durch die starke Verarbeitung von Lebensmitteln entsteht.

In der Nahrung wirken bioaktive Wirkstoffe im Vergleich mit reinen Arzneimitteln nur schwach. Jedoch führt eine kontinuierliche Zufuhr zu einem positiven Einfluss auf die Gesundheit, ohne unerwünschte Nebenwirkungen.

Sekundäre Pflanzenstoffe

Sekundäre Pflanzenstoffe zählen zu den gesundheitsfördernden Inhaltsstoffen unserer Nahrung. Nehmen wir sie nicht zu uns, führt dies nicht zu akuten Mangelerscheinungen. Dennoch erhöht sich nach gängiger wissenschaftlicher Meinung langfristig das Risiko, bestimmte Krebsformen und Herz-Kreislauf-Erkrankungen zu entwickeln. Personen, die sich vollwertig ernähren, nehmen automatisch viele dieser Substanzen auf.

Beispiele für Nahrungsmittel, die aufgrund ihres Gehalts an sekundären Pflanzenstoffen den Blutdruck senken, sind:

- **Sellerie:** Er enthält spezielle sekundäre Pflanzenstoffe, die zur Gruppe der Flavonoide gehören, und ist ein altes asiatisches

Heilmittel gegen hohen Blutdruck. Zwei Selleriestangen täglich sollen bereits eine blutdrucksenkende Wirkung haben.

- **Sojabohnen:** Auch Sojabohnen und Produkte daraus (wie Tofu oder Sojamilch) können den Blutdruck senken.
- **Dunkle Schokolade:** Sie enthält wie Sellerie eine große Menge an Flavonoiden. Damit erklärt man die blutdrucksenkende Wirkung der Süßigkeit. Und die Schokolade wirkt trotz ihres hohen Fettgehalts auch günstig auf den Cholesterinwert. Dafür ist auch keine ganze Tafel nötig: 6–20 g dunkle Schokolade täglich reichen völlig aus, um einen blutdrucksenkenden Effekt zu erreichen. Der Kakaogehalt muss bei der Schokolade jedoch einen Anteil von mindestens 60 % haben.
- Es gibt viele weitere sekundäre Pflanzenstoffe, die den Blutdruck senken. Sie erreichen eine hohe Zufuhr damit, wenn Sie viel Gemüse, Obst und Salate essen.

Ballaststoffe

Ballaststoffe kommen nur in pflanzlichen Lebensmitteln vor, so zum Beispiel in Getreide, Gemüse, Hülsenfrüchten, Kartoffeln, Obst und Samen.

So unwahrscheinlich es klingt, aber manche Ballaststoffe senken tatsächlich den Blutdruck. So entstehen zum Beispiel bei der Verdauung der Ballaststoffe von Bohnen durch Bakterien im Dickdarm kurzkettige Fettsäuren, die eine blutdrucksenkende Wirkung haben.

Auch Pektine, die zu den wasserlöslichen Ballaststoffen gehören, wirken blutdrucksenkend. Diese findet man in Obst und Gemüse, besonders in Äpfeln, Zitrusfrüchten, Beeren und Kohl. Auch hier gilt erneut: Wenn Sie viel Obst und Gemüse essen, nehmen Sie gleichzeitig viele Ballaststoffe zu sich.

Mineralstoffe und ihre Wirkung auf den Blutdruck

Neben ihrer Hauptfunktion im Stoffwechsel können bestimmte Mineralstoffe auch eine Bedeutung für den Blutdruck haben. Folgende sind dabei wichtig:

Kalium

Kaliumreiche Kost kann den Blutdruck senken. Eine hohe Kaliumzufuhr im Verhältnis zu einer niedrigen Natriumzufuhr (vor allem in Form von Kochsalz) bewirkt sogar eine stärkere Blutdrucksenkung als eine reine Kochsalzeinschränkung. Kalium ist bei der Blutdruckregulierung ein Gegenspieler des Natriums. Es fördert die Natriumausscheidung über die Nieren und wirkt entspannend auf die Blutgefäße, wodurch der Blutdruck sinkt. Die Deutsche Gesellschaft für Ernährung empfiehlt als tägliche Kaliumzufuhr 2000 mg.

Isst man viel frisches Obst, Gemüse und Kartoffeln, nimmt man automatisch viel Kalium auf. Das sieht man auch an Vegetariern, deren Blutdruckwerte im Durchschnitt 5 mmHg unter denjenigen der Nichtvegetarier liegen.

Anders als Obst und Gemüse haben verarbeitete Lebensmittel jedoch häufig einen geringen Kalium-, dafür aber einen hohen Natriumgehalt. Das liegt daran, dass beim Verarbeiten von Lebensmitteln Kaliumverluste auftreten, während Natrium über das Kochsalz reichlich zugegeben wird.

Ist die Kaliumzufuhr hoch, so fördert dies eine verstärkte Ausscheidung von Natrium und Wasser aus dem Körper. Dies senkt den Blutdruck. Dies ist genau der Effekt, den Patienten erleben, die sogenannte Diuretika (Entwässerungsmittel) zur Blutdrucksenkung einnehmen. Würden wir anstelle der üblichen 2 Gramm täglich 3–4 Gramm zu uns nehmen, wäre der Blutdruck im Durchschnitt niedriger.

Vorsichtig sein müssen jedoch Patienten, die eine fortgeschrittene Nierenfunktionsstörung haben. Sie sollten ihre Kaliumzufuhr beschränken.

Über 500 mg Kalium in 100 Gramm findet man in folgenden Lebensmitteln (in Klammern: mg Kalium/100 g Lebensmittel):

- Pfifferlinge, getrocknet (5370 mg)
- Kakaopulver, schwach entölt (1920 mg)
- Tomatenmark, Vollmilchpulver (1160 mg)
- Linsen (837 mg)
- Kichererbsen (756 mg)

- Steinpilze, getrocknet (2000 mg)
- Sojabohnen, Trockenware (1799 mg)
- Erbsen, Trockenware (941 mg)
- Mandeln (835 mg)
- Sonnenblumenkerne (725 mg)

Vorsichtig sein muss man bei gleichzeitiger Einnahme bestimmter Medikamente, wie ACE-Hemmern und Sartanen, die von sich aus den Kaliumspiegel erhöhen können.

Auch die Zubereitungsart von Lebensmitteln ist wichtig. So sollten Kartoffeln in der Schale gegart werden, um einen Kaliumverlust zu verhindern. Da sich Kalium in Wasser löst, sollte Gemüse mit wenig Wasser gedünstet oder gedämpft werden. Das Kochwasser kann man gut für Suppen verwenden. Nahrungsergänzungsmittel sind zur Kaliumzufuhr ungeeignet, denn das Risiko einer kaum kontrollierbaren Kaliumzufuhr ist zu hoch.

Magnesium

Auch Magnesium spielt eine Rolle bei der Blutdruckregulation und beeinflusst die Erregbarkeit sowie den Stoffwechsel des Herzens. Der systolische Blutdruck soll sich durch eine regelmäßige erhöhte Zufuhr deutlich senken lassen. Magnesium kann auch bei Stress wirksam sein, da es eine Entspannung der Muskulatur in den Wänden der Blutgefäße unseres Herzens bewirkt. Dadurch können sich Verkrampfungen lösen.

Magnesiumreich sind Weizenkleie, Sonnenblumen- und Kürbiskerne, Kakao, Sesamsamen, Amaranth, Weizenkeime und Quinoa.

Kalzium

Auch Kalzium schreibt man inzwischen eine blutdrucksenkende Wirkung zu. Allerdings sollte man nicht zu Kalziumtabletten greifen, ohne vorher beim Arzt überprüft zu haben, ob ein Mangel vorliegt. Eine Überdosierung schadet Ihnen mehr als das zusätzliche Kalzium nützt.

Viel Kalzium enthalten Trockenmilch, Sesamsamen, Parmesan, Hartkäsesorten wie Emmentaler, Bergkäse, Tilsiter und Appenzeller.

Besonders blutdrucksenkende Lebensmittel

Es gibt vier spezielle Lebensmittel, die sich besonders günstig auf den Blutdruck auswirken. Das sind folgende:

Sojabohnen

Studien erbrachten Hinweise, dass Soja möglicherweise dazu beitragen kann, einen erhöhten Blutdruck zu senken. In einer amerikanischen Untersuchung entsprach der Effekt sogar einem blutdrucksenkenden Medikament. Dafür wurden 60 Frauen vier Monate lang auf eine spezielle Diät gesetzt: Täglich eine halbe Tasse geröstete, ungesalzene Sojabohnen und dafür entsprechend weniger tierisches Fett und Eiweiß. Tatsächlich war der obere Blutdruckwert danach durchschnittlich 5,5 % geringer, der untere Wert sank um 2,7 %.

Vergessen darf man dabei nicht, dass Sojabohnen immer gekocht sein müssen, da sie roh gesundheitsschädlich sind.

Grüner Tee

Die Inhaltsstoffe des grünen Tees verfügen über blutdrucksenkende Eigenschaften und unterstützen den Blutfluss. Außerdem enthält er Flavonoide, die antioxidativ wirken und sich positiv auf die Gefäße auswirken.

Bei der Zubereitung ist wichtig, dass die Teeblätter nicht mit kochendem Wasser aufgegossen werden: 70–80 °C sind optimal. Man verwendet einen gestrichenen Teelöffel Teeblätter je Tasse und lässt den Tee etwas mehr als zwei Minuten ziehen. Drei Tassen täglich sollte man sich davon gönnen. Milch darf nicht zugefügt werden, da diese den positiven Effekt zerstört.

Rote-Bete-Saft

Tatsächlich fand man im Rahmen einer Studie heraus, dass der Blutdruck sinkt, wenn man täglich einen halben Liter Rote-Bete-Saft trinkt. Der Effekt ist nach drei bis vier Stunden besonders hoch und hält insgesamt einen Tag an.

Olivenöl

Olivenöl enthält eine Substanz mit dem Namen Oleuropein. Sie ist verantwortlich für seinen leicht bitteren Geschmack und senkt den Blutdruck, indem sie die Arterien weitet. Auch das reichlich enthaltene Vitamin E hilft dabei. Die Ölsäure im Olivenöl wird ebenfalls für den blutdrucksenkenden Effekt verantwortlich gemacht.

Pflanzliche Diuretika

Diuretika (Entwässerungsmittel) gehören zu den konventionellen Medikamenten, die bei Bluthochdruck eingesetzt werden. Aufgrund ihrer hohen Wirksamkeit zählen sie sogar zu den Mitteln der ersten Wahl.

In den Nieren wird das Blut gefiltert und sozusagen gereinigt. Diuretika greifen in diesen Prozess ein. Künstlich-synthetische Diuretika entwässern, indem sie die Nieren zu einem verstärkten Ausscheiden von leitfähigen Substanzen, wie verschiedenen Mineralstoffen, anregen. Vor allem Natrium, Kalium und Magnesium werden vermehrt ausgeschieden. Eine solche Änderung im Elektrolythaushalt des Körpers kann möglicherweise schwerwiegende Folgen für die Gesundheit nach sich ziehen.

Pflanzliche Diuretika wirken sanfter und auch auf eine andere Art und Weise: Sie führen zu einer vermehrten Harnausscheidung. Gleichzeitig sind sie aber durch die Zuführung von Kaliumionen in der Lage, die Filtration von Mineralsalzen zu erhöhen. Die Folge ist eine Ausscheidung von Wasser, das in der Mineralstoffbilanz neutral ist, also nicht überproportional viele Mineralsalze enthält.

Studien zeigen, dass pflanzliche Diuretika in der Regel den Harnfluss auf etwa das Doppelte des Ausgangswertes fördern. Der Umfang der Wasserausscheidung ist damit niedriger als bei den künstlich-synthetischen Produkten. Deshalb sind pflanzliche Diuretika auch für Langzeittherapien geeignet, vor allem zur Unterstützung der Wasserausscheidung bei Patienten mit leichtem oder mittelschwerem Bluthochdruck und Herzschwäche Grad I bis II.

Als natürliche Diuretika eignen sich insbesondere Birkenblätter (Betulae folium), Schwarze Johannisbeerblätter (Ribis nigri folium) sowie Goldrute (Solidago virgaurea). Mehr dazu erfahren Sie im Kapitel. »ABC der Heilpflanzen« ab Seite 139.

ES GIBT VIELE NATÜRLICHE MÖGLICHKEITEN, EINEN HOHEN BLUTDRUCK ZU SENKEN

Bei konsequenter Umsetzung können Sie eine Senkung des Blutdrucks um mindestens 30 mmHg des systolischen Wertes durch folgende nicht-medikamentöse Maßnahmen erreichen:

- Körpergewichtsreduktion: 5–20 mmHg je 10 kg Gewichtsverlust
- Ballaststoffreiche und fettarme Diät mit viel Gemüse: 8–14 mmHg
- Körperliche Aktivität: 4–10 mmHg
- Kochsalzreduktion: 2–8 mmHg
- Reduktion des Alkoholkonsums: 2–4 mmHg
- Blut spenden: 16 mmHg

Vitamin-D-Mangel beheben

Eine eingeschränkte Nierenfunktion geht häufig mit einem Vitamin-D-Mangel einher. Leidet man unter einer Niereninsuffizienz, besteht ein um 32 % höheres Risiko dafür (weniger als 30 ng/ml Blut). Das ist auch der Grund, warum man bei Niereninsuffizienz Herzprobleme sowie Knochen- und Muskelstörungen bekommen kann.

Die wichtigste Aufgabe von Vitamin D ist es, den Kalziumspiegel auf einem optimalen Wert zu halten. Dafür müssen jedoch die Nieren, Knochen, Schilddrüse und der Darm zusammenarbeiten.

Die Sonderstellung des Vitamin D

Vitamin D – medizinisch Calciferol – ist kein Vitamin im eigentlichen Sinne, denn man kann es bei ausreichender Sonneneinstrahlung in der Haut aus Cholesterin selbst bilden. Dabei unterliegt die körpereigene Bildung starken Schwankungen. Dies betrifft die Tageszeit, den Breitengrad und die Jahreszeit. Denn die entsprechenden Wellenlängen des Sonnenlichts, die eine Vitamin-D-Bildung ermöglichen (UV-B-Licht der Wellenlänge von etwa 280–320 nm), werden jenseits des 40. Breitengrades (Deutschland liegt zwischen dem 47. und 55. Breitengrad) im Winter durch die schräge Sonneneinstrahlung in der Atmosphäre herausgefiltert. Dies bedeutet, dass wir zwischen Ende Oktober und März selbst kein Vitamin D bilden können. Dagegen entstehen bei optimaler Sonneneinstrahlung im Sommer tatsächlich bis zu 250 µg/Tag davon. Gebräunte Haut, Sonnencremes und getönte Scheiben schränken diese Bildung jedoch ein. Dennoch werden etwa 90 % des Bedarfs über die Sonne gedeckt. Während der Sommermonate reichen zwei- bis dreimal wöchentlich 5 bis 15 Minuten Sonne auf Gesicht, Händen und Armen (ohne Sonnenschutzmittel). Solarienbesuche, um einen Vitamin-D-Mangel zu reduzieren, sind aufgrund der Hautkrebsgefahr ungeeignet.

Der Körper verfügt über beträchtliche Vitamin-D-Speicherkapazitäten in der Leber und vor allem im Fettgewebe. Ein kurzfristiger Vitamin- D-Mangel kann daher ohne größere Beeinträchtigung überstanden werden. Mangelerscheinungen entstehen in erster Linie dann, wenn die Lichtzufuhr dauerhaft nicht ausreicht oder wenn bei zu geringer Lichtzufuhr mit der Nahrung zu wenig zugeführt wird. Generell reicht eine alleinige Vitamin-D-Zufuhr über Lebensmittel im Normalfall nicht aus, um Mangelerscheinungen zu verhindern, insbesondere bei einer rein vegetarischen Kost. Man muss daher auf ausreichende Sonnenbestrahlung achten. Dann benötigen Erwachsene 5 µg (0,005 mg) Vitamin D/Tag zusätzlich über die Nahrung. Ab dem 51. Lebensjahr erhöht man die üblichen Empfehlungen auf 10–15 µg/Tag.

Leidet man unter Nierenproblemen, sollte man unbedingt testen lassen, ob ein Vitamin-D-Mangel vorliegt, und bei einem Defizit ein entsprechendes Präparat einnehmen.

Vitamin-D-reiche Kost im Winter

In den Wintermonaten kann man sich – abgesehen von den aufgefüllten Speichern – mit einer Vitamin-D-reichen Kost behelfen. Die Lebensmittel der folgenden Liste sind dabei besonders zu empfehlen. Die angegebenen Vitamin-D-Mengen in µg sind in 100 g des Lebensmittels enthalten.

- Lebertran (300 µg)
- Sprotte, geräuchert (32 µg)
- Hering, Atlantik (27 µg)
- Lachs (16 µg)
- Makrele (4 µg)
- Pfifferlinge, frisch (2,1 µg)
- Eigelb (1,75 µg)
- Aal, geräuchert (90 µg)
- Bückling (30 µg)
- Aal (20 µg)
- Schwarzer Heilbutt (15 µg)
- Weißer Heilbutt (5 µg)
- Schmelzkäse, 45 % Fett i. Tr. (3,1 µg)
- Speisemorcheln (3,1 µg)
- frische Steinpilze (3,1 µg)
- Champignons, frisch (1,9 µg)
- Goudakäse 45 % Fett i. Tr. (1,3 µg)

Die Nieren während einer Schwangerschaft

Bei einer Schwangerschaft muss die künftige Mutter besonders auf die Nieren achten, wenn eine chronische Nierenschwäche vorliegt. In diesem Fall kommt es häufiger zu Frühgeburten oder einem Absterben des Kindes im Mutterleib. Die zukünftige Mutter bekommt dann möglicherweise Blutungen und Bluthochdruck. Das Risiko ist individuell verschieden, jedoch sollte ein Urologe oder Nephrologe die Schwangerschaft intensiv betreuen. Wichtig sind die Kreatininwerte im Blut und die Eiweißmenge im Urin.

Wassereinlagerungen sind unproblematisch, solange im Urin kein Eiweiß gefunden wird und der Blutdruck normal bleibt. Dann können die Wassereinlagerungen allein mit Beinhochlagerung, weniger Kochsalzverbrauch und Stützstrümpfen behandelt werden. Vermeiden sollte man jedoch harntreibende Medikamente (Diuretika), da sie die Durchblutung des Mutterkuchens reduzieren können.

Diabetes und die Nieren

Vor allem Diabetiker erleiden häufig eine chronische Nierenkrankheit, und dies, obwohl die Nieren auch bei Diabetes noch lange ihre Entgiftungsfunktion aufrechterhalten können. Betroffene merken erst sehr spät anhand von Müdigkeit, verringerter Leistungsfähigkeit und Wassereinlagerungen, dass die Nieren nicht mehr richtig funktionieren. Daher ist es besonders bei Diabetikern wichtig, mindestens einmal pro Jahr die Nieren auf Frühzeichen eines Nierenschadens untersuchen zu lassen. Viele kennen den Gesundheits-Check-up der Krankenkassen. Er wird ab dem 36. Lebensjahr empfohlen, und in diesem Rahmen werden auch die Nieren untersucht.

Hat man viel Zucker im Blut und dies über mehrere Jahre lang, ist das eine große Gefahr für alle kleinen Gefäße des Körpers. Dies gilt auch für die winzigen Nierenkörperchen, die durch den hohen Zuckergehalt im Blut geschädigt werden können. Dann lassen sie Stoffe, wie zum Beispiel Eiweiß, durch, die sie eigentlich nicht durchlassen sollten. Deswegen ist ein hoher Eiweißgehalt im Urin immer ein Warnsignal bei Diabetespatienten.

Wird dann nicht gehandelt, stellen die Nierenkörperchen im nächsten Stadium ihre Funktion langsam ein. Das bedeutet, dass sie veröden und vernarben, was zur vollständigen Vernarbung der Nieren führen kann. Dies bedeutet, dass die Nieren nicht mehr arbeiten und man an die Dialyse muss. Das betrifft etwa ein Drittel aller Dialysepatienten in Deutschland. In Zahlen sind das etwa 2000 bis 3000 Betroffene pro Jahr.

Vorsicht »zuckerfrei«!

Bei Diabetes ist die Einsparung von Zucker wichtig. Dabei muss man bei der Deklaration »Zucker« aufpassen, da er in vielen industriell verarbeiteten Lebensmitteln enthalten ist, ob aus technischen oder geschmacklichen Gründen. Viele Nahrungsmittel werden aber dennoch mit »ohne Zucker«, »zuckerfrei« oder »kristallzuckerfrei« gekennzeichnet. Bei solchen Angaben ist Vorsicht geboten, denn sie bedeuten nur »ohne Haushaltszucker«, also ohne Saccharose. Das Lebensmittel kann also Zucker in Form von Traubenzucker (Glukose), Fruchtzucker (Fruktose), Isoglucose, Glukose- und Glukose-Fruktose-Sirup, Invertzucker, Maltodextrin, Malzextrakt (= Malzsirup), Malzzucker (= Maltose), karamellisiertem Zucker und Milchzucker enthalten. Vollmilchpulver, Magermilchpulver, Molkenerzeugnisse, Süßmolkenpulver und Kondensmilch können ebenfalls Zucker enthalten. Selbst bei Honig – also nahezu reinem Zucker – findet man auf der Verpackung manchmal die Angabe »ohne Zucker«. Sogar einige Lebensmittel, bei denen man das nicht erwarten würde, enthalten Zucker, zum Beispiel Tomatenketchup, Konservengemüse oder fertige Früchtemischungen.

Die verwirrende Kennzeichnung der Lebensmittel ist schuld, dass wir oft nicht erkennen, dass wir Zucker kaufen und essen.

Es gibt etwa 60 verschiedene Bezeichnungen für Zucker! Steht »ungesüßt« auf der Verpackung, meinen über 70 Prozent der Käufer, dass kein Zucker im Produkt ist. Leider stimmt das nicht.

Sie brauchen sich diesen alltäglichen Betrug aber nicht gefallen zu lassen! Im Internetportal www.lebensmittelklarheit.de kann man die gefälschten Produkte sehen und sich beschweren, wenn man sich von diesen und weiteren Produkten getäuscht fühlt.

Natürliche Zuckeralternativen

Eigentlich will man auf den süßen Geschmack nicht verzichten. Da ist es gut, dass es natürliche Zuckeralternativen gibt, die nicht nur süß schmecken, sondern im Unterschied zu Zucker sogar eine gesundheitsfördernde Wirkung haben. Ein Beispiel ist der sogenannte Zuckeralkohol Erythrit. Er ist zwar teurer als Zucker, aber kalorienfrei. Er ist nahezu wie Haushaltszucker verwendbar und sieht auch so aus. Leider bekommen Sie diese Alternative bisher fast ausschließlich über das Internet, der Handel reagiert aktuell aber, sodass Sie mit etwas Glück bereits im Supermarkt oder Bioladen Erythrit kaufen können.

Auch Stevia ist kalorienfrei und senkt in höheren Mengen sogar den Blutdruck.

Die Grenzen der Selbsthilfe – Die Dialyse im Zentrum und zu Hause

Ist die Nierenfunktion auf weniger als zehn Prozent gesunken, hilft meist nur noch die künstliche Blutwäsche (Dialyse) beziehungsweise bei entsprechender Eignung eine Nierentransplantation. Leider sind etwa 80 000 Nierenkranke in Deutschland auf eine maschinelle Blutwäsche (Hämodialyse) angewiesen.

Dies läuft in der Regel so ab: Ein Taxi holt den Erkrankten dreimal in der Woche morgens ab und bringt den Patienten zum nahe gelegenen Krankenhaus mit Dialysestation. Dort findet die mehrstündige Dialyse statt. Anschließend werden die Betroffenen wieder nach Hause gebracht.

Die Alternative dazu ist die sogenannte Heim-Hämodialyse und die Bauchfelldialyse (Peritonealdialyse). Experten beklagen, dass beide Alternativen in Deutschland viel zu selten eingesetzt werden, obwohl sie eine ganze Reihe praktischer und gesundheitlicher Vorteile haben.

Die Heim-Hämodialyse

Die Voraussetzung für eine Heimdialyse ist, dass sich die Betroffenen eigenverantwortlich und selbstständig darum kümmern. Neben einem Bett oder einer Liege benötigt man ein Dialysegerät und eine

Wasseraufbereitungsanlage (Osmosegerät). Beide Geräte sowie Verbrauchsmaterialien erhält man vom betreuenden Dialysezentrum.

Wenn man die Heimdialyse bevorzugt, wird man im betreuenden Dialysezentrum über Monate umfangreich geschult. Idealerweise fungiert der Partner des Nierenkranken als Dialyseschwester. Hat der oder die Betroffene alle Handgriffe zum Anschluss der Schläuche und zur Bedienung der Geräte gelernt und wurde auch auf Probleme vorbereitet, kann die Dialyse zu Hause beginnen.

Bauchfelldialyse (Peritonealdialyse)

Im Rahmen der Bauchfelldialyse ersetzt das mit vielen Blutgefäßen durchzogene Bauchfell die Entgiftungsfunktion der Niere. Auch dies kann man zu Hause durchführen. Voraussetzung ist allerdings, dass Betroffene nicht unter einer schweren Darmerkrankung leiden. Man muss sich außerdem zutrauen, selbst die Verantwortung für die Dialyse zu übernehmen.

Für diese spezielle Form der Dialyse wird in einer kurzen Operation ein kleiner Katheter in den Unterleib eingesetzt. Mithilfe dieses Katheters leitet der Nierenkranke mit einem Spülgerät (Cycler) zwei bis drei Liter sterile Zuckerlösung in die Bauchhöhle. Diese Lösung ist so konzentriert, dass der Körper sie mit eingelagertem Wasser verdünnt. Damit kommt eine Entwässerung in Gang – überschüssiges Wasser spült die gesundheitsschädlichen Stoffe durch das Bauchfell in den Bauchraum. Das Bauchfell übernimmt dabei die Rolle eines natürlichen Filters, der das Blut von den gesundheitsschädlichen Substanzen befreit. Hat sich die Zuckerlösung nach einigen Stunden ausreichend verdünnt, lässt der Patient sie über den Katheter wieder ab.

Auch diese Heimdialyseform muss zuerst im Dialysezentrum geübt werden. Oft macht das Pflegepersonal oder ein Arzt auch Hausbesuche, um zu überprüfen, ob die Dialyse richtig durchgeführt wird. Bei der Bauchfelldialyse müssen Patienten die Handhabung des Spülgerätes erst erlernen. Dazu gehört das Anschließen der Schläuche, das Aufziehen der Spritzen und das Punktieren.

WICHTIG

Etwa einmal im Monat müssen Patienten ihre Blutwerte und ihren Gesundheitszustand bei einem Nierenspezialisten überprüfen lassen. Dieser kontrolliert den Katheter, die angrenzende Haut, die Leistungsfähigkeit des Bauchfells und die Zusammensetzung der Dialyselösung. Eine unerwünschte Folge ist, dass sich durch die Dialyse das Bauchfell verhärtet. Das bedeutet: Die Patienten müssen nach spätestens acht Jahren zur Hämodialyse wechseln.
Treten Probleme mit der Heim-Hämodialyse oder Bauchfelldialyse auf, hilft 24 Stunden am Tag das Dialysezentrum. Dazu sollte man die Telefonnummer griffbereit halten. Die Therapie kann auch jederzeit ohne große Risiken abgebrochen werden. Das entsprechend anzulegende Dialyseprotokoll wird per E-Mail an den behandelnden Arzt geschickt.

Vorteile der Heimdialyse

Die Heimdialyse zu Hause hat praktische und gesundheitliche Vorteile für die Betroffenen:

- Filtert man sein Blut öfter und länger, wird besser entgiftet. Sind die Nieren gesund, filtern sie rund um die Uhr. Dagegen wird das Blut im Dialysezentrum nur etwa zwölf Stunden pro Woche gereinigt. Haben sich die Patienten zur Heimhämodialyse oder zur Bauchfelldialyse entschlossen, lassen sie sich in der Regel mehr Zeit für die Entgiftung.
- Man fühlt sich in der Regel zu Hause wohler als bei einer Hämodialyse im Zentrum.
- Die Einschränkungen beim Essen und Trinken sind gering.
- Der Medikamentenbedarf ist reduziert.
- Das Herz ist gesünder, der Blutdruck niedriger und die Patienten fühlen sich insgesamt fitter.
- Eine Bauchfelldialyse ist sogar am Arbeitsplatz und in entfernten Urlaubsorten möglich.

TEIL 3

REINIGEN, ENTGIFTEN, STÄRKEN: SO BLEIBEN IHRE NIEREN GESUND

Gesunde Ernährung für die Nieren

Zusätzlich zu den vorgeschlagenen Behandlungsmöglichkeiten kann die richtige Ernährung das Fortschreiten einer chronischen Nierenschwäche reduzieren. Möchten Sie Ihre Ernährung umstellen, sprechen Sie vorher am besten mit Ihrem Arzt. Eine professionelle Ernährungsberatung, die von verschiedenen Krankenkassen als normale Kassenleistung übernommen wird, kann Sie vor Mangelernährung schützen.

Hat man eine akute Nierenschwäche, ist es möglich, dass man verstärkt Eiweiß abbaut und es zu Fettstoffwechselstörungen kommt. Daher sollte man am besten täglich kontrollieren, ob man zu- oder abnimmt.

Nährstoffe, auf die man achten sollte

Es gibt einige Lebensmittel, die sich negativ auf die Nieren auswirken. Dazu gehören zum Beispiel Salz, Kalium oder Phosphat. Bei einer chronischen Niereninsuffizienz sollte man seine Eiweißaufnahme reduzieren, und auch nicht alle Fette sind gut für die Nieren.

Kochsalz

Wichtig ist es, sich im Hinblick auf die Nieren kochsalzarm zu ernähren. Ist die Niere angeschlagen, kann sie nicht mehr genügend Salze aus dem Blut herausfiltern. Dann lagert der Körper Wasser ein und der Blutdruck steigt.

Phosphat

Phosphat belastet die Nieren und unterstützt die sogenannte Verkalkung der Gefäße. Um dies nicht auch noch zu verstärken, wird eine phosphatarme Nierendiät empfohlen, da zu viel Phosphat auch die Knochen brüchiger macht.

In Zahlen heißt das, dass man täglich nur 0,8 bis 1 Gramm Phosphat zu sich nehmen sollte. Damit ist klar, dass man Lebensmittel mit hohen Phosphatgehalten meiden sollte. Dies bedeutet: wenig Milchprodukte, Müsli, Innereien, Wurst, Eigelb, Vollkornbrot, Nüsse und Haferflocken. Viel Phosphat finden Sie vor allem in Wurst. Cola ist bekannt dafür und auch Schmelzkäse enthält viel davon. Eiweißreiche Lebensmittel enthalten generell oft viel Phosphat.

Bei Milchprodukten sollte man Quark, Frischkäse und Käsesorten wie Camembert, Briekäse, Mozzarella, Harzer Roller oder Limburger vorziehen. Flüssige Milchprodukte enthalten viel Kalium und Phosphat. Deshalb sollte man nicht mehr als 1/8 Liter Milch, Buttermilch oder Joghurt am Tag zu sich nehmen. Definitiv sollte man auf Lebensmittel mit produktionsbedingtem Phosphatzusatz verzichten. Die Lebensmittelindustrie gibt ihn als Stabilisator und Verdickungsmittel zu. Hier handelt es sich um Produkte wie Kochkäse, Dosenmilch und manche Wurstsorten. Um Phosphat zu vermeiden, ist es wichtig, auf die Kennzeichnung der Lebensmittel zu achten.

Phosphatzusätze erkennen Sie an folgenden E-Nummern: E 325, E 338 bis E 341, E 343, E 450 a–c, E 540, E 543, E 459 und E 544. Finden Sie diese E-Nummern auf einem Lebensmittel, können Sie dies als Aufforderung ansehen, das Produkt im Regal stehen zu lassen.

Kalium

Kaliumarm muss man sich in der Regel erst im fortgeschrittenen Stadium einer Nierenschwäche ernähren. Durch die Nierenschwäche ist der Kaliumspiegel im Blut erhöht. Da ein erhöhter Kaliumspiegel Herzrhythmusstörungen auslösen kann, sollte man kaliumreiche Lebensmittel meiden. Da die empfohlene Menge von der Schwere der Erkrankung abhängig ist, sind die Empfehlungen individuell sehr unterschiedlich.

Lebensmittel mit viel Kalium finden Sie in der Liste auf Seite 83, denn eigentlich hilft Kalium, den Blutdruck niedrig zu halten.

Je nachdem, wie schlimm die Nierenschwäche ist, sollte man nicht mehr als 1,5 bis 2 Gramm Kalium pro Tag zu sich nehmen.

Purine

Purine sind Bestandteil der Erbsubstanz. Sind die Purine darin eingebunden, passiert noch nichts. Isst man jedoch zum Beispiel Lebensmittel, die viele Zellen und Zellkerne enthalten, beispielsweise Innereien, werden die Zellkerne bei der Verdauung geknackt. Dann werden die Purine frei und gelangen ins Blut. Sie werden im Körper zu Harnsäure verstoffwechselt, welche von den Nieren herausgefiltert werden muss, damit sie mit dem Urin ausgeschieden wird. Ist sehr viel Harnsäure im Blut, bekommen die Nieren Probleme. Die Harnsäure kristallisiert aus, und diese Kristalle können Nierensteine bilden.

Besonders viele Purine sind in Innereien, Fleisch, Wurst, Fisch, vor allem in der Tierhaut, Meeresfrüchten sowie Hefe enthalten. Etwa 60 % der aufgenommenen Purine stammen aus Fleisch.

Tierische Lebensmittel und ihr Eiweiß

Hat man eine eingeschränkte Nierenfunktion, kann zu viel Eiweiß unsere Filterorgane zusätzlich belasten. Besser maximal zweimal in der Woche Fleisch oder Wurst genießen.

Omega-3-Fettsäuren

Bis vor Kurzem nahm man an, dass nur die mehrfach ungesättigten Fettsäuren wertvoll für den menschlichen Organismus sind. Das stellte sich als falsch heraus. Heute ist bekannt, dass gerade die einfach ungesättigten Fettsäuren in Kombination mit mehrfach ungesättigten Fettsäuren gesund sind. Olivenöl hat hier eine sehr gute Kombination: Es besteht zu etwa 78 % aus einfach ungesättigten Fettsäuren, vor allem der Ölsäure, und zu etwa 12 % aus mehrfach ungesättigten Fettsäuren. Nur 10 % gesättigte Fettsäuren sind in ihm enthalten. Stark erhitzen sollte man jedoch nur raffiniertes Olivenöl.

Darüber hinaus gibt es lebensnotwendige (essenzielle) Fettsäuren, die der Körper nicht selbst bilden kann. Dafür isst man wöchentlich am besten ca. 100–150 g Fisch, denn insbesondere fetter Seefisch enthält viel Omega 3. Hohe Gehalte von über 1 g Omega-3-Fettsäuren pro 100 g Fisch enthalten Makrele, Hering, Heilbutt, Lachs und Aal. Aber man findet sie auch in Dorsch, Schellfisch, Scholle, Sardine, Barbe, Rot- und Goldbarsch sowie in den Süßwasserfischen, wie zum Beispiel Forelle, Renke und Hecht.

Außerdem sollte man wertvolle pflanzliche Öle wie Lein-, Hanf-, Raps-, Walnuss- und Sojaöl zu sich nehmen. Etwas Omega-3-Fettsäuren enthalten auch Walnüsse, Leinsamen, sogar manche Algen und Algenöl, Sojaprodukte, grünes Blattgemüse, Gemüse und auch Omega-3-haltige Margarinen.

Ernährung bei chronischer Niereninsuffizienz

Leidet man unter einer chronischen Nierenschwäche (Niereninsuffizienz) ist es wichtig, nicht zu viel Eiweiß zu essen, denn eine verringerte Eiweißzufuhr kann offenbar das Fortschreiten der Krankheit bremsen. In Zahlen bedeutet das, nicht mehr als 0,6 bis 0,8 Gramm Eiweiß pro Kilogramm Körpergewicht aufzunehmen.

In diesem Fall sollte das verzehrte Eiweiß eine hohe biologische Wertigkeit besitzen. Das bedeutet, dass die Ernährung aus vielen Eiweißbausteinen bestehen sollte, die der Körper nicht selbst bilden kann – sogenannte essenzielle Aminosäuren, also lebensnotwendige Eiweißbausteine. Dies sichert man sich durch Kombination verschiedener Eiweißquellen. Ideale Eiweißmischungen sind zum Beispiel Kartoffeln mit Ei, Bohnen und Ei, Ei und Weizen sowie Hülsenfrüchte (Bohnen, Erbsen, Kichererbsen, Linsen etc.) und Weizen. In diesem Fall sind auch eiweißarme Spezialprodukte wie eiweißarmes Mehl und daraus hergestellte Produkte (Brot, Gebäck) zu empfehlen. Diese kontrollierte Eiweißzufuhr gilt dabei nicht für Patienten, die eine Dialyse benötigen.

Viel trinken kann die Nierenfunktion nicht verbessern. Eine zu große Flüssigkeitszufuhr kann das Fortschreiten der chronischen Niereninsuffizienz sogar beschleunigen. Falls Sie unsicher sind, besprechen Sie mit Ihrem Arzt oder Diätassistenten, wie viel Sie täglich trinken sollten.

Ernährung bei Dialyse

Auch wenn man auf die Dialyse angewiesen ist, darf man nicht zu viel trinken. Je nachdem, wie viel man täglich ausscheidet, soll man auch trinken – plus etwa einen halben Liter zusätzlich pro Tag. Dabei muss man mit einberechnen, dass man einen Teil des Flüssigkeitsbedarfs über die Nahrung abdeckt. Das betrifft nicht nur Suppen, sondern auch Lebensmittel, die viel Wasser enthalten. Dies sind zum Beispiel Obst, Gemüse, Joghurt, Pudding, Fisch und Fleisch.

Hat man schon ausreichend getrunken, aber immer noch Durst, hilft folgendes:

- Kaugummi ohne Zucker kauen
- Eiswürfel oder Zitronenstückchen lutschen
- Salzige und sehr süße Speisen meiden
- Mund ausspülen

Leidet man unter Niereninsuffizienz und ist dialysepflichtig, sollte man täglich das Körpergewicht kontrollieren. Nehmen Sie mehr an Gewicht zu, als Ihr Arzt empfohlen hat, am besten sofort mit Ihrem Arzt sprechen.

Ist man auf die Dialyse angewiesen, sollte man sich nicht eiweißarm ernähren, denn durch die Behandlung gehen Eiweiß und Eiweißbausteine verloren. Dies muss durch eine gesteigerte Eiweißzufuhr ausgeglichen werden.

Übergewicht reduzieren

Um die Nieren gesund zu erhalten, ist es wichtig, Übergewicht vorzubeugen oder es gegebenenfalls zu reduzieren. Dies reduziert den Blutdruck und senkt die Gefahr, Diabetes zu bekommen.

ÜBERGEWICHT – WAS HEISST DAS?

In unserer Gesellschaft gilt ein schlanker und fitter Körper als erstrebenswertes Ideal. Doch die gesellschaftlichen Vorstellungen, wer zu dick und wer zu dünn ist, verändern sich stetig. Das macht es noch schwieriger zu erkennen, ab wann man aus gesundheitlicher Perspektive Übergewicht hat und wann man etwas dagegen tun sollte.
Bis vor Kurzem hat man dafür den sogenannten BMI (Body-Mass-Index) ermittelt. Doch davon ist man inzwischen wieder abgekommen. Zielführender ist es, die Taille oder den Bauchumfang zu messen.
Die Grenzwerte hier sind:

- Frauen: ab 85–90 cm Taillenumfang
- Männer: ab ca. 100 cm

Für beide Geschlechter gelten diese Werte relativ unabhängig von der Körpergröße.
Die aktuelle Faustformel für die Berechnung des Kalorienbedarfs lautet: 24 kcal x kg Körpergewicht + 30 %.

Abnehmen – Tipps und Tricks, die helfen

Abnehmen ist nicht einfach, deshalb sollte man sich das Leben erleichtern, wann immer möglich.

Die folgenden Tipps und Tricks können Ihnen helfen:

- Crashdiäten, Low-Carb und ähnliche Modediäten sind zum Abnehmen ungeeignet. Eine langsame Gewichtsreduktion macht es leichter, das erreichte Gewicht langfristig zu halten. Nimmt man zu schnell ab, erhöht dies zudem das Risiko, dass sich Gallensteine bilden.

- Die Sättigungssignale entstehen unabhängig davon, wie viel Energie die jeweilige Nahrung enthält. 80 % der Sättigung gehen auf das Volumen und nicht die Kalorienmenge zurück. Je mehr Kalorien das jeweilige Lebensmittel in derselben Menge enthält, desto größer ist die Energieaufnahme bei gleichem Sättigungseffekt. So können zum Beispiel 300 Gramm Schnitzel und 300 Gramm Blumenkohl in etwa gleich stark sättigen, obwohl mit Letzterem die Sättigung mit nur etwa 75 kcal erreicht wird und beim Schnitzel für denselben Effekt 650 kcal verzehrt werden.
- Wenn Sie der Meinung sind, eh nicht viel zu essen und trotzdem dicker zu werden, nehmen Sie sich die Zeit, ein Essensprotokoll anzulegen. Schreiben Sie minutiös alles auf, was Sie im Laufe des Tages zu sich nehmen – auch nicht die kleinste Praline oder ein Getränk zwischendurch vergessen. Dann schauen Sie in einer Liste oder im Internet die enthaltenen Kalorien nach und schreiben Sie Ihre aufgenommene Kalorienzahl auf. Sie werden staunen und können so erkennen, wo Sie Kalorien einsparen können.
- Machen Sie sich eine Liste der Dinge, die Sie sehr gerne tun. Wenn dann der Appetit auf eine kalorienreiche Zwischenmahlzeit kommt, nehmen Sie sich vor, 20 Minuten zu warten – und das mithilfe der geliebten Tätigkeit.
- Dämpfen, Dünsten, Schmoren, Grillen, Garen im Bratschlauch oder im Tontopf sind kalorienarme Zubereitungsarten.
- Zucker ist Gift für eine Diät. Das süße Heilkraut Stevia und der Zuckeralkohol Erythrit erleichtern ein zuckerfreies Leben deutlich (siehe Seite 92).
- Trinken besser ohne Kalorien: Leitungs- oder Mineralwasser, Früchte- oder Kräutertee sind deutlich besser als Limonaden, Cola und Co.
- Man muss den Teller nicht leer essen. Reste besser aufheben, statt alles aufzuessen, obwohl Sie keinen Hunger mehr haben.

- Sport hilft beim Abnehmen. Man verbrennt mehr Kalorien, auch wenn man sich nicht bewegt und hält den Körper gesund.

Eine Woche für die Nieren – der 7-Tage-Plan mit Rezepten

Im Folgenden finden Sie einen 7-Tage-Plan, um Ihre Nieren zu reinigen und zu entgiften.

Die zehn wichtigsten Regeln für diese Woche sind:

1. Verzichten Sie während dieser Woche auf Wurst und rotes Fleisch.
2. Bereiten Sie möglichst alle Speisen selbst zu und streichen Sie Fast Food und Fertiggerichte komplett. Dann wissen Sie, was in Ihren Speisen enthalten ist.
3. Essen Sie vor allem viel frisches Gemüse und auch Obst. Gemüse ist dabei wichtiger.
4. Achten Sie auf reichlich Ballaststoffe. Flohsamenschalen oder Leinsamen sorgen für einen regelmäßigen Stuhlgang.
5. Verwenden Sie nur wenig Salz und stattdessen viel frische Kräuter.
6. Versuchen Sie eine Woche lang keinen Alkohol und Kaffee zu trinken.
7. Essen Sie möglichst fettarm. Bei Lust auf Süßes Zucker besser durch Stevia und Erythrit ersetzen.
8. Trinken Sie täglich etwa ein- bis eineinhalb Liter Wasser mit dem Saft einer frisch gepressten Zitrone, selbst gemachte Gemüse- oder Obstsmoothies, magnesiumreiche Mineralwässer, Früchte- oder Kräutertees. Mehr schadet nicht, bringt jedoch für die Nierenfunktion nichts, außer es ist sehr heiß oder Sie schwitzen aus anderen Gründen sehr viel. Dabei ist es deutlich besser, die Flüssigkeit über den Tag verteilt in kleinen Portionen zu sich zu nehmen. Dies ist für die Nieren besser und reinigt sie besonders gut.
9. Frisch gepresster Zitronensaft soll nach neuesten Erkenntnissen vor Nierensteinen schützen.. Am besten man gibt den Zitronensaft zu einem Glas Wasser.

10. Vermeiden Sie während Ihrer Entgiftungswoche möglichst Stress und entspannen Sie, denn Stress ist nicht nur für die Nieren ungesund.

Nun legen wir los mit dem 7-Tage-Plan. Auf den folgenden Seiten finden Sie Rezepte für 7 Tage, um Ihre Nieren zu reinigen.

MENGE DER MAHLZEITEN

Für alle sieben Tage gilt: Es ist noch gar nicht so lange her, da wurden fünf Mahlzeiten am Tag empfohlen. Mit Snacks kamen manche Menschen auf bis zu zehn Mahlzeiten täglich, was bedeutet, dass die Bauchspeicheldrüse nahezu ständig Insulin produzieren musste. Davon ist man inzwischen abgekommen. Maximal drei Mahlzeiten am Tag werden heute empfohlen. Bekommt man tatsächlich dazwischen Hunger, bietet sich Obst an oder Frischkost wie Salatgurke, Möhren etc.

Ihr Mahlzeitenplan für 7 Tage

	Tag 1	Tag 2	Tag 3	Tag 4	Tag 5	Tag 6	Tag 7
Frühstück	Kräuter- oder Früchtetee, Brot oder Brötchen mit Hummus aus Auberginen (siehe Seite 106)	Kräuter- oder Früchtetee zu Rohkost mit Karotten und Apfel (siehe Seite 108)	Hüttenkäse (mit 4 % Fett und 0,6 % Salz) mit frischen Früchten, zum Beispiel Heidelbeeren (siehe Seite 112)	Kräuter- oder Früchtetee zu Toastbrot mit Schinken und Honigmelone (siehe Seite 113)	Quark mit Früchten und Leinöl oder Nierenbrot mit Frischkäse und Rohkost (siehe Seite 115)	Erdbeerfantasie (siehe Seite 116)	Nierenbrot mit Aprikosencreme (siehe Seite 120)
Mittagessen	Spaghetti mit Tomaten-Zucchini-Soße (siehe Seite 107)	Griechischer Hirtensalat mit Brot oder mit einer Sesambrezel ohne Salz (siehe Seite 109)	Spaghetti mit einfacher Tomatensoße (siehe Seite 111)	Mangoldwickel (siehe Seite 113)	Kohlrabigemüse (siehe Seite 115)	Fischsuppe mit Tomaten und Fenchel (siehe Seite 118)	Buchweizenauflauf (siehe Seite 121)
Abendessen	Fischfilet mit Paprika (siehe Seite 108)	Nierenbrot mit Hummus, Frischkost wie Tomaten und Gurken (siehe Seite 110)	Tofubratlinge (siehe Seite 112)	Möhrensuppe à la Crème (siehe Seite 114)	Abendbrot mit Tomaten und Paprika (siehe Seite 117)	Überbackene Auberginen (siehe Seite 119)	Mediterraner Gemüsetopf (siehe Seite 122)

Rezepte

Die Entgiftungswoche für die Nieren ist ein ausgezeichneter Einstieg für eine nierengesündere Ernährung. Denn eines ist sicher: Nimmt man anschließend wieder viel Fast Food, Fleisch, Wurst, Fett, Salz und Zucker zu sich, nützt die Woche den Nieren kaum – bleiben Sie daher am Ball und ernähren Sie sich auch nach dieser Woche bewusst gesund.

Hummus aus Auberginen

CA. 400–500 G STREICHFÄHIGE PASTE

ARBEITSZEIT: 30 MINUTEN

1 Aubergine (ca. 300 g)
125 g Tahin
Saft einer Zitrone (ca. 30 ml)
etwas Kräutersalz (optional)

1. Aubergine waschen, putzen, in kleine Stücke schneiden und in wenig Wasser weich dünsten.
2. Die Aubergine etwas abkühlen lassen und mit dem Tahin sowie Zitronensaft pürieren.
3. Wenn gewünscht, mit ein wenig Kräutersalz abschmecken.

TIPP:

Da dieses Rezept 400–500 g Hummus ergibt, reicht es für mehrere Tage oder sogar bis zu zwei Wochen. Bewahren Sie die Paste daher am besten in einem verschlossenen Glas im Kühlschrank auf.

Spaghetti mit Tomaten-Zucchini-Soße

3–4 PORTIONEN

ARBEITSZEIT: 40 MINUTEN

300-400 g Spaghetti (Menge nach Appetit)
1 große Zucchini
600 g Tomaten
1–2 große Zwiebeln (ca. 200 g)
1 kleine Knoblauchzehe
200 g Champignons, frisch (alternativ 150 g Dosenchampignons)
Olivenöl zum Anbraten
Spaghettigewürz (alternativ je etwas Paprika, Oregano, Basilikum und Thymian)
3 EL Sojasahne
2 EL Gouda oder Emmentaler, gerieben
Salz und Pfeffer
frische Schnittlauchröllchen (optional)

1. Die Spaghetti in Salzwasser bissfest garen.
2. Währenddessen Zucchini putzen, waschen und klein schneiden, besser raspeln. Tomaten waschen, Stielansatz entfernen und würfeln. Zwiebeln und Knoblauchzehe schälen, klein schneiden oder raspeln. Champignons putzen, kurz waschen und raspeln oder in Scheiben schneiden.
3. Zwiebeln und Knoblauch in wenig Olivenöl anbraten, dann die Zucchini zugeben und ebenfalls kurz anbraten, danach dünsten, bis sie fast weich sind. Tomaten und Champignons untermischen und ebenfalls kurz mitdünsten.
4. Mit Spaghettigewürz würzen, nochmals aufkochen und Sojasahne und Käse untermischen. Dann mit ein wenig Salz und Pfeffer abschmecken.
5. Falls gewünscht, Schnittlauchröllchen untermischen und die Soße zu den Nudeln servieren.

Fischfilet mit Paprika

1 PORTION

ARBEITSZEIT: 20 MINUTEN

100–150 g Makrelenfilet (alternativ Seelachs oder Rotbarsch)
Kräutersalz
1 größere Tomate (ca. 120 g)
1 kleine rote Paprikaschote (ca. 150 g)
2 TL Obstessig
1–2 EL Zitronensaft, frisch gepresst
Pfeffer

1. Fischfilet waschen, abtropfen lassen und mit Kräutersalz würzen, dann etwa 10–15 Minuten grillen.
2. Inzwischen Tomate waschen, putzen und in kleine Würfel schneiden. Paprika waschen, Stielansatz, Kerne und weiße Zwischenhaut entfernen und ebenfalls in kleine Würfel schneiden.
3. Gemüse mit Zitronensaft, Essig, etwas Salz und Pfeffer mischen und abschmecken.
4. Fisch mit Paprikasalat servieren, dazu passen Pellkartoffeln oder Quinoa.

Rohkost mit Karotten und Apfel

1 PORTION

ARBEITSZEIT: 5–10 MINUTEN

100 g Möhren
1 Apfel (ca. 150 g)
einige Spritzer Zitronensaft, frisch gepresst
1 EL Sultaninen oder Rosinen
2 EL Magermilchjoghurt
1 TL geröstete Kokosflocken (gibt es im Naturkostladen fertig zubereitet, ansonsten Kokosflocken ohne Fett in einer Pfanne kurz rösten)

1. Möhre und Apfel waschen, putzen beziehungsweise Kerngehäuse entfernen. Beides raspeln und mit dem Zitronensaft verrühren.
2. Sultaninen waschen und mit dem Joghurt unter die Apfel-Möhren-Mischung rühren.
3. Die Frischkost mit den Kokosflocken verzieren.

Griechischer Hirtensalat

3–4 PORTIONEN

ARBEITSZEIT: 20–30 MINUTEN

1 Kopf grüner Salat (zum Beispiel Kopfsalat, Batavia, Eichblatt, Eissalat)
1 große Zwiebel (ca. 200 g)
4 Tomaten (ca. 450 g)
1 kleine Salatgurke (ca. 350 g)
1 rote Paprikaschote (ca. 150 g)
150 g Feta, möglichst fettarm
10 grüne oder schwarze Oliven (etwas herber)
2 Knoblauchzehen
4–5 EL Essig: Balsamico und Obst- oder Kräuteressig – am besten gemischt
3 EL Olivenöl
1 EL Zitronensaft, frisch gepresst
Kräutersalz
Pfeffer

1. Salat putzen, waschen, zerteilen und während der Vorbereitung der anderen Zutaten abtropfen lassen.
2. Zwiebel schälen und in Ringe schneiden. Tomaten waschen, Stielansatz herausschneiden und in Scheiben schneiden. Gurke waschen und hobeln. Paprikaschote waschen, putzen, von Kernen, Stielansatz und weißen Rippen befreien und in feine Streifen schneiden. Feta in kleine Stücke schneiden. Alles in eine Schüssel geben und die Oliven untermischen.
3. Knoblauch schälen und pressen. Mit dem Essig, Öl, Zitronensaft, Salz und Pfeffer zu einer Marinade verrühren und über den Salat geben und untermischen.
4. Abschmecken und am besten mit frischem Brot beziehungsweise Pita genießen.

Nierenbrot

ERGIBT CA. 16 SCHEIBEN BROT

ARBEITSZEIT: 40 MINUTEN + 60 MINUTEN

- 250 g Weizenmehl Type 1050
- 150 g Roggenmehl Type 997
- Hefe: entweder 30 g frisch oder für den Brotbackautomaten etwa 7,5–8 g Trockenhefe
- 1 Prise Zucker
- 150 g Magerjoghurt (ersatzweise Magermilch)
- 8 g Jodsalz
- 30 g Sesam
- 30 g Leinsamen
- 80 g Haferflocken
- 60 g Sonnenblumenkerne
- 100 g Haferkleie

1. Die verschiedenen Mehle miteinander mischen und die Hefe mit dem Zucker, dem Joghurt und dem Salz sowie 350 ml Wasser verrühren. Dann alle Zutaten in eine Schüssel geben und kneten, bis sich der Teig vom Rand der Knetschüssel löst.
2. 1–2 Stunden abgedeckt an einen warmen, zugfreien Ort stellen und gehen lassen – das Teigvolumen sollte sich in dieser Zeit erheblich vergrößern.
3. Ein Backblech mit Backpapier auslegen, mit etwas Mehl bestäuben und den Teig wie ein Brot formen und darauflegen.
4. Eine kleine feuerfeste Form mit Wasser füllen, auf den Boden des Backofens stellen, Brot auf der mittleren Schiene bei 175 °C (Umluft) 60 Minuten backen.
5. Brot herausnehmen, auf einem Gitterrost abkühlen lassen, dann wird das Brot schön knusprig.

ZUBEREITUNG MIT BROTBACKAUTOMAT

Alternativ können Sie dieses Rezept auch mit einem Brotbackautomaten zubereiten. Alle Zutaten in den Brotbackautomat geben, kurz mit einem Holzlöffel in die Ecken gehen, damit keine Mehlreste verbleiben, und nach Bedienungsanleitung backen.

Spaghetti mit einfacher Tomatensoße

1 PORTION

ARBEITSZEIT: 15–20 MINUTEN

ca. 80–120 g Spaghetti (Menge nach Appetit)
1 Zwiebel (ca. 100 g)
1 Knoblauchzehe
½ EL Bratöl
250 g Tomaten
mediterrane Gewürze (Basilikum, Majoran und Thymian oder Kräuter der Provence), am besten frisch – wenn keine frischen vorhanden sind, gehen auch getrocknete
etwas Kräutersalz

1. Die Spaghetti al dente kochen.
2. Währenddessen Zwiebel und Knoblauch schälen und raspeln.
3. Öl in einer Pfanne erhitzen und Zwiebelgemisch anbraten.
4. Inzwischen Tomaten waschen, putzen, vom Stielansatz befreien und in kleine Stücke schneiden. Tomatenstücke zu den Zwiebeln geben und einige Minuten dünsten.
5. Tomatenmischung pürieren und mit den Gewürzen abschmecken. Dazu idealerweise noch einen grünen Salat reichen.

TIPP:

Man kann diese Soße nicht nur sehr gut zu Spaghetti essen, sondern sie auch als Basis für eine Pizza oder andere Speisen verwenden oder beispielsweise zu Bratlingen reichen.

Hüttenkäse mit Heidelbeeren

1 PORTION

ARBEITSZEIT: 5–10 MINUTEN

80 g Heidelbeeren
2 EL Hüttenkäse
etwas Vanillezucker
1 TL geröstete Kokosflocken

1. Beeren verlesen, waschen und abtropfen lassen.
2. Hüttenkäse auf einen Teller geben und mit Vanillezucker bestäuben.
3. Heidelbeeren um den Hüttenkäse herum verteilen und Kokosflocken darüberstreuen.

Tofubratlinge

2 PORTIONEN

ARBEITSZEIT: 45–50 MINUTEN

200 g Suppengemüse (Möhre, Knollensellerie, Lauch – ersatzweise Frühlingszwiebel, falls kein Lauch vorhanden)
1 kleine Zwiebel (ca. 50 g)
1 große Knoblauchzehe
100 g Tofu
2 Eier
3 EL Weizenmehl
2 TL Semmelbrösel
Kräutersalz
Pfeffer, frisch gemahlen
2 TL Schnittlauchröllchen
raffiniertes Olivenöl

1. Suppengemüse putzen und waschen, Zwiebel und Knoblauch schälen. Suppengemüse sowie Zwiebel und Knoblauch raspeln.
2. Tofu mit einer Gabel zerdrücken und mit den Eiern, dem Gemüse, dem Mehl und den Semmelbröseln vermischen. Mit Kräutersalz und Pfeffer abschmecken und Schnittlauch untermischen.
3. Öl in einer Pfanne erhitzen. 6 Bratlinge formen und im heißen Öl unter mehrmaligem Wenden etwa 10 Minuten braten. Dazu passen Pellkartoffeln und ein grüner Salat.

Toastbrot mit Schinken und Honigmelone

1 PORTION

ARBEITSZEIT: 10 MINUTEN

1 Scheibe Toastbrot
ca. 40–50 g gekochter Schinken ohne Fettrand
Honigmelonenscheiben nach Wunsch

1. Toastbrot kurz toasten und dann mit Schinken belegen.
2. Von einer Honigmelone etwa ¼ herausschneiden, Schale entfernen und Kerne mit einem Löffel herausnehmen. In dünne Scheiben schneiden und zum Toastbrot genießen.

Mangoldwickel

1–2 PORTIONEN

ARBEITSZEIT: 20 MINUTEN

4 große Mangoldblätter
1 mittlere Zwiebel (ca. 150 g)
1 Knoblauchzehe
1 EL Olivenöl
50 g Gerstenschrot
125 ml Gemüsebrühe oder Wasser mit 1 TL salzarmer Gemüsebrühe
Kräutersalz und Pfeffer
Tomatensoße von ca. 500 g Tomaten (Rezept für die Soße siehe »Spaghetti mit einfacher Tomatensoße« auf Seite 111)

1. Mangoldblätter waschen und putzen, Stiele abschneiden und beiseitelegen, Blätter in kochendem Salzwasser etwa eine Minute blanchieren, herausnehmen, abschrecken und beiseitestellen.
2. Mangoldstiele in kleine Würfel schneiden. Knoblauch und Zwiebel schälen, beides raspeln.
3. Öl in einer Pfanne erhitzen, darin Mangoldstiele, Zwiebel und Knoblauch ca. 5 Minuten dünsten. Gerstenschrot einrühren, mit der Brühe ablöschen und zugedeckt bei geringer Hitze ca. 20 Minuten quellen lassen.
4. Gerstenschrotmasse mit Kräutersalz und Pfeffer würzen. ¼ der Masse auf dem breiteren unteren Ende eines Mangoldblatts auftragen, dann eine Seite einschlagen und aufrollen. Mit den restlichen drei Blättern ebenso verfahren. Dazu passt eine Tomatensoße.

Möhrensuppe à la Crème

2–3 PORTIONEN

ARBEITSZEIT: 35–45 MINUTEN

6 mittelgroße Möhren (etwa 600 g)
1 mittlere Zwiebel (ca. 100 g)
2 Knoblauchzehen
½ EL Bratöl
1 mittelgroße Pellkartoffel, gekocht
2 TL gekörnte Gemüsebrühe, möglichst salzarm
1 Prise Muskatnuss
¼ TL Ingwer, gemahlen
¼ TL Rosmarin
Pfeffer, frisch gemahlen
Kräutersalz
150 ml Sojadrink
1 Saftorange

1. Möhren waschen, putzen und raspeln.
2. Zwiebel und Knoblauchzehen schälen und klein schneiden, im heißen Öl kurz anbraten. Die Möhren hinzugeben und ca. 5–10 Minuten dünsten.
3. Gekörnte Gemüsebrühe sowie 600 ml Wasser zugeben und köcheln, bis das Gemüse die gewünschte Bissfestigkeit hat.
4. Inzwischen die Pellkartoffel schälen, in kleine Stücke schneiden und zu der Suppe hinzugeben. Dann die Gewürze unterrühren, aufkochen und alles pürieren.
5. Sojadrink unterrühren und die Suppe auf Tellern verteilen.
6. Orange auspressen und jeweils etwa 1 EL pro Teller unter die Suppe rühren (gibt einen etwas säuerlichen und frischen Geschmack).

Quark mit Früchten und Leinöl

1 PORTION

ARBEITSZEIT: 5–10 MINUTEN

3 EL Magerquark
3 EL Milch, fettarm
2 EL Leinöl
1 Spritzer frischer Zitronensaft
1 TL Honig (ersatzweise Stevia)
1 Handvoll Obst nach Wahl (Banane, Himbeeren oder Erdbeeren)

1. Alle Zutaten bis auf das Obst mit einem Mixer oder einem Pürierstab gründlich mixen.
2. Das Obst in mundgerechte Stücke schneiden und auf den Quark geben.

Kohlrabigemüse

1 PORTION

ARBEITSZEIT: 20–30 MINUTEN

1 Kohlrabi (ca. 250g)
1 kleine Zwiebel
2 TL Bratöl
125 ml Gemüsebrühe, salzarm
50 g fettarmer Hartkäse, gerieben
½ TL pflanzliches Bindemittel, z. B. Mehl oder Speisestärke
Kräutersalz und Pfeffer

1. Kohlrabi putzen, schälen und raspeln. Zwiebel schälen und klein schneiden beziehungsweise raspeln.
2. Öl in einer Pfanne erhitzen und die Zwiebel darin glasig dünsten. Kohlrabi dazugeben und etwa 3 Minuten mitdünsten. Die Brühe angießen und zugedeckt weitere 5 Minuten dünsten.
3. Käse und Bindemittel unterrühren und kurz aufkochen lassen. Nach Geschmack würzen.

TIPP:

Das Gemüse kann auch püriert und als Soße zum Beispiel zu Spaghetti gegessen werden.

Erdbeerfantasie

1 PORTION

ARBEITSZEIT: 10–15 MINUTEN

75 g Erdbeeren, frisch oder aufgetaut (alternativ Himbeeren oder Brombeeren)
1 TL Zucker beziehungsweise Erythrit oder nach Geschmack Stevia
50 g Hüttenkäse
50 g Magerquark
1–2 EL Magermilch (1,5 %)

1. Erdbeeren waschen, putzen und klein schneiden. Zucker beziehungsweise Zuckerersatz untermischen und 5 Minuten ziehen lassen.
2. Hüttenkäse und Quark mit der Milch cremig rühren.
3. Erdbeeren unter die Quarkmasse ziehen.
4. Alles in ein Glas- oder Porzellanschälchen geben.

TIPP:

Lecker ist es auch, wenn Sie noch Sonnenblumenkerne auf den Quark streuen oder unterrühren.

Abendbrot mit Tomaten und Paprika

1 PORTION

ARBEITSZEIT: 5 MINUTEN

1 Tomate
1 kleine rote Paprikaschote
100 g Hüttenkäse (mit 0,6 % Salz)
2 Scheiben Nierenbrot (Rezept siehe Seite 110) oder Brot mit Leinsamen, Sesam und Sonnenblumenkernen

Kräutersalz
Pfeffer, frisch gemahlen
Paprikapulver

1. Tomate waschen, putzen und in Scheiben schneiden.
2. Paprika waschen, Stielansatz, Kerne und weiße Zwischenhaut entfernen, in Streifen schneiden.
3. Hüttenkäse auf die Brotscheiben streichen, mit Tomaten und Paprikastücken belegen und nach Belieben würzen.

Fischsuppe mit Tomaten und Fenchel

1–2 PORTIONEN

ARBEITSZEIT: 35 MINUTEN

1 Zwiebel (ca. 60 g)
1 Fenchelknolle (ca. 170 g)
250 g Tomaten
1 EL Bratöl
400 ml fertige Gemüsebrühe, möglichst salzarm
150 g Seelachs oder anderes Fischfilet
Kräutersalz
Pfeffer

1. Zwiebel schälen und zerkleinern oder raspeln. Fenchel waschen, putzen, vierteln, vom Strunk befreien und in sehr feine Streifen schneiden. Fenchelgrün zur Dekoration auf die Seite legen.
2. Tomaten waschen, Stielansätze entfernen, in größere Stücke zerkleinern und mit dem Stabmixer fein pürieren.
3. Öl in einer Pfanne erhitzen, Zwiebel darin andünsten. Fenchel dazugeben und das Ganze 3 Minuten dünsten.
4. Mit den pürierten Tomaten und der Brühe ablöschen und zugedeckt etwa 10 Minuten köcheln lassen.
5. Inzwischen Fischfilet waschen, dann in die Suppe einlegen und 10 Minuten gar ziehen lassen (einmal kurz aufkochen). Nach Geschmack würzen.
6. In Teller geben und mit dem Fenchelgrün anrichten.

Überbackene Auberginen

1 PORTION

ARBEITSZEIT: 20 MINUTEN + 25 MINUTEN

1 kleine Aubergine (ca. 150 g)
Kräutersalz
2 Tomaten (ca. 150 g)
1 Zwiebel
1 Knoblauchzehe
1 Möhre
2 TL Bratöl
Thymian
Pfeffer, frisch gemahlen
30 g Käse, fettarm, geraspelt

1. Aubergine in dünne Scheiben schneiden und mit Salz bestreuen, eine Viertelstunde ziehen lassen.
2. Inzwischen Tomaten waschen, putzen und klein schneiden, Zwiebel sowie Knoblauch schälen und klein schneiden. Möhre waschen, putzen und raspeln.
3. Zwiebel und Knoblauch in 1 TL Öl anbraten, Möhren dazugeben und dünsten, Tomaten hinzufügen und so lange erhitzen, bis das Gemüse gar ist, dann pürieren und die Konsistenz eventuell mit Wasser anpassen.
4. Eine Auflaufform mit dem restlichen Öl einfetten, die Hälfte der Auberginenscheiben mit Thymian sowie Pfeffer würzen und hinein schichten. Das pürierte Gemüse daraufgeben und mit den restlichen Auberginenscheiben abdecken.
5. Käse auf die Auberginen streuen und 25 Minuten bei 175 °C auf der mittleren Schiene im Backofen überbacken.

Aprikosencreme

2 PORTIONEN

ARBEITSZEIT: 10–15 MINUTEN

50 g Aprikosen, getrocknet
3 Datteln, getrocknet, entsteint
100 ml Apfelsaft
2–3 Haselnüsse, gemahlen
Zimt, nach Geschmack
Vanillemark oder Vanillezucker, nach Geschmack

1. Aprikosen und Datteln in einem Sieb abspülen und über Nacht im Kühlschrank in Apfelsaft einweichen.
2. Am nächsten Tag die Aprikosen und Datteln herausnehmen und mit einem Pürierstab zerkleinern.
3. Das Aprikosenpüree mit den Haselnüssen, dem Zimt und der Vanille abschmecken, dabei mit der Menge der Haselnüsse die Konsistenz der Creme so anpassen, dass eine streichfähige Paste entsteht.

Buchweizenauflauf

2 PORTIONEN

ARBEITSZEIT: 25 MINUTEN + 25 MINUTEN

100 g Buchweizen
150 g Karotten
1 kleine Stange Lauch (ca. 75 g)
1 mittelgroße Zwiebel
1 EL Bratöl
350 ml salzarme Gemüsebrühe, fertig gekocht
Kräutersalz
Pfeffer, frisch gemahlen
2 Eier
75 g Magerjoghurt
50 g Hartkäse, geraspelt

1. Den Buchweizen mahlen. Karotten und Lauch putzen, Karotten klein schneiden, Lauch in feine Streifen schneiden.
2. Zwiebel schälen, raspeln und in etwas Bratöl anbraten. Buchweizen unter die Zwiebel rühren und unter Rühren leicht andünsten. Mit der Gemüsebrühe ablöschen und aufkochen lassen.
3. Möhren und Lauch untermischen und ca. 10 Minuten köcheln lassen, dabei mehrmals umrühren. Mit den Gewürzen abschmecken.
4. Inzwischen die Eier trennen und Eiweiß steif schlagen. Joghurt und Eigelb unter die Buchweizenmischung rühren, dann das Eiweiß vorsichtig unterheben.
5. Die Masse in eine gefettete Auflaufform füllen und mit Käse bestreuen. Bei 175 °C 20–25 Minuten backen.

Mediterraner Gemüsetopf

3–4 PORTIONEN

ARBEITSZEIT: 40 MINUTEN + EINWEICHZEIT

75 g weiße Bohnen
75 g Kichererbsen
500 g Tomaten
500 g Zucchini
1 rote Paprikaschote
2 Knoblauchzehen
1–2 Zwiebeln (100–150 g)
1 EL Bratöl
Pfeffer, frisch gemahlen
1½ Würfel salzarme Gemüsebrühe
Thymian, getrocknet, nach Geschmack
Oregano, getrocknet, nach Geschmack
Majoran, getrocknet, nach Geschmack
Basilikum, frisch, nach Geschmack

1. Bohnen und Kichererbsen am Vortag in der doppelten Menge Wasser einweichen.
2. Am Zubereitungstag Bohnen und Kichererbsen in ein Sieb gießen, abspülen und mit ca. 300 ml Wasser in den Schnellkochtopf geben, verschließen, auf hohe Stufe schalten und sobald die Temperatur erreicht ist, ausschalten und abkühlen lassen.
3. Inzwischen Tomaten waschen, Stielansatz entfernen und vierteln oder achteln. Zucchini waschen, von Blüten- und Stielansätzen befreien und mit dem Gurkenhobel in Scheiben schneiden. Paprikaschote waschen, Stielansatz und Samenstränge entfernen, in Streifen schneiden. Knoblauchzehen und Zwiebeln schälen und fein hacken.
4. Das Öl in einem Topf erhitzen und darin Knoblauch und Zwiebeln anbraten. Das vorbereitete Gemüse zufügen und unter Rühren 3 Minuten dünsten. Dann die Hülsenfrüchte zugeben.
5. Die Gemüsebrühewürfel zerreiben und unter das Gemüse mischen. Mit den trockenen Gewürzen und Pfeffer abschmecken und 10 Minuten sanft köcheln lassen. Zum Schluss das frische Basilikum unterrühren. Dazu passt Brot oder ein Brötchen.

TIPP:

Auch eine Mischung von 500 g Tomaten, 270 g Zucchini und 200 g Auberginen schmeckt mit den Hülsenfrüchten gut.

Die Nieren revitalisieren mit der Kraft der Pflanzen

Pflanzliche Arzneistoffe, die sogenannten Phytopharmaka, sind insbesondere bei Nierenproblemen und ihren Anhangsorganen ungeheuer wichtig.

Seit dem 1. April 2004 werden pflanzliche Heilmittel von den gesetzlichen Krankenkassen nicht mehr bezahlt. Das bedeutet aber nicht, dass Heilkräuter nicht wirken, ganz im Gegenteil! Bis zur Verabschiedung des Gesetzes waren über 80 % der Prostatamittel pflanzlicher Herkunft. Ähnliches gilt für die Heilkräuter zur Behandlung der Reizblase. Für viele Beschwerden rund um die Nieren stehen synthetische Arzneimittel gar nicht zur Verfügung, jedoch Heilkräuter, die wirklich helfen!

Nicht alle Probleme rund um die Nieren können mit pflanzlichen Mitteln kuriert werden. Besonders schwere Entzündungen und auch eine zu große Prostata können damit nicht geheilt werden, aber viele andere.

Die Nieren mit Kräutern reinigen

Heilkräuter sollte man möglichst kurmäßig und nicht auf Dauer verwenden, da die Folgen einer langfristigen Einnahme oft nicht untersucht sind. Dies ist bei Blasen- und Prostatatees kein Problem: Ist die eine Packung aufgebraucht, kann man die Heilpflanze wechseln. Auch die Aufbewahrung ist wichtig: Arzneitees sollte man dunkel, trocken und nicht länger als ein Jahr lagern. Lose Teemischungen können sich entmischen, daher sollten sie vor Gebrauch kräftig durchgeschüttelt werden.

Sollte eine konventionelle Antibiotikatherapie eingesetzt werden, so ist eine Nachbehandlung und eine Vorbeugung gegen neuerlichen Befall mit Kolibakterien mit pflanzlichen Wirkstoffen sinnvoll. Insbesondere ist eine sogenannte Durchspülungstherapie empfehlenswert, das heißt möglichst viel trinken, um die Bakterien auszuschwemmen. Dies sollte auch nach Absetzen der Antibiotika für einen Monat fortgesetzt werden, um einen neuerlichen Befall zu verhindern und insbesondere die Kolibakterien aus der Blase zu entfernen.

Die Inhaltsstoffe der Heilkräuter

Arzneipflanzen bilden mit etwa 12 000 Arten den größten Anteil der Nutzpflanzen, wobei ihre Zusammensetzung je nach Pflanzenart variiert. Ihre Inhaltsstoffe verleihen den Kräutern den charakteristischen Geruch und enthalten gleichzeitig die medizinisch wirksamen Bestandteile, die noch gar nicht alle erforscht sind. Es gibt gerade rund um die Nieren viele Heilkräuter, die großartige Hilfe leisten – meist ohne Nebenwirkungen zu verursachen. Jedoch sind Wechselwirkungen mit chemischen Präparaten möglich. Geben Sie daher Ihrem Arzt Bescheid, wenn und welche Kräuter Sie einsetzen, damit es keine gesundheitlichen Probleme mit den Wirkstoffen gibt. Johanniskrautpräparate können zum Beispiel zu Abstoßungsreaktionen bei transplantierten Organen führen.

Folgende Beispiele zeigen Ihnen einige der wirkungsvollen Substanzen in Heilpflanzen:

- **Ätherische Öle:** Ätherische Öle wirken keimtötend. Heilkräuter, die sie enthalten sind unter anderem: Hopfen, Johanniskraut und Schafgarbe.
- **Gerbstoffe:** Sie helfen bei Entzündungen und sind unter anderem in Hopfen und Preiselbeeren enthalten.
- **Flavonoide:** Sie gehören zu den sogenannten sekundären Pflanzenstoffen. Flavonoide hemmen das Wachstum von Bakterien und beeinflussen unser Immunsystem positiv. Beispiele sind Bärentraube, Goldrute, Löwenzahn und Petersilie.
- **Saponine:** Saponine sind ebenfalls sekundäre Pflanzenstoffe, schmecken häufig bitter und wirken unter anderem entwässernd. Dazu gehören die Birke und die Goldrute.

- **Vitamine:** Pflanzen enthalten die unterschiedlichsten Vitamine in wechselnden Mengen. Viel Vitamin C ist zum Beispiel in Petersilie, Preiselbeeren und Brunnenkressekraut enthalten.

Heilpflanzen zur Durchspülungstherapie

Die Durchspülungstherapie wird am besten mit Heiltees durch geführt. Zum einen werden die Keime durch die erhöhte Flüssigkeitsmenge ausgeschwemmt, zum anderen hemmen die Pflanzeninhaltsstoffe das Wachstum der Bakterien und wirken entzündungshemmend. Dafür sind Nieren- und Blasentees geeignet, die aus wenigen Heilkräutern bestehen und als Filterbeutel zur Verfügung stehen. Dabei ist wichtig, dass die verwendeten Kräuter Arzneibuchqualität und nicht Lebensmittelqualität aufweisen.

Der Frischtee wird aus frischen Blättern, Blüten oder Wurzeln hergestellt, in der Regel verwendet man jedoch sogenannte »Drogen«, was nichts anderes ist als getrocknete Pflanzen oder Pflanzenteile. Der Begriff »Drogen« ist unglücklich gewählt, meint man damit doch irgendwelche Rauschmittel vorzufinden. Deshalb wird hier von Heilkräutern gesprochen.

Die wichtigen Wirkstoffe des jeweiligen Krauts sind nicht gleichmäßig über die Pflanze verteilt, deshalb macht es einen Unterschied, ob man Blätter, Stängel, Blüten oder Wurzeln verwendet.

Die in der folgenden Tabelle aufgeführten Heiltees erhöhen auch die Harnmenge, das heißt, sie wirken aquaretisch. Ausführlichere Beschreibungen der Pflanzen finden Sie im »ABC der Heilpflanzen« ab Seite 139.

Heilkräuter für die Durchspülungstherapie (Aquaretika = harntreibende Heilpflanzen)

Heilkraut	Zu beachten ist	Wirkungen
Birkenblätter (Betulae folium)	Wichtig ist der Mindestgehalt von 1,5 % Gesamtflavonoiden und eine ausreichende Dosierung.	Helfen bei Harnwegsinfekten, Nierengrieß, Reizblase und bakteriellen Entzündungen, auch zur Vorbeugung, durchspülen die Blase und die Nieren.
Brennnesselkraut und -blätter (Urtica herba/-folium)	Bevorzugt wird ein Frischpflanzensaft.	Anwendung bei Harnsteinen, Harnwegsinfekten und Prostatabeschwerden. Wirkt entzündungshemmend und hilft auch bei Nierengrieß.
Goldrutenkraut (Solidago virgaurea)	Wirkt krampflösend und schmerzlindernd.	Hilft bei Harnwegsinfekten wie Blasenentzündung, chronisch-wiederkehrenden Infekten, Reizblase und Blasen- sowie Nierensteinen, Nierengrieß, Nierenentzündungen und verminderter Harnausscheidung. Wirkt zusätzlich krampflösend und schmerzlindernd.
Hauhechelwurzel (Ononidis radix)	Wirkt durchspülend.	Bei Harnwegsinfekten, bei Harn- sowie Nierensteinen hilfreich und vorbeugend bei Nierengrieß, auch bei einer Reizblase gut.
Schwarze Johannisbeerblätter (Ribis nigri folium)	Helfen auch bei hohem Blutdruck.	Bei Harnwegsinfekten, vorbeugend bei Nierengrieß.
Löwenzahnwurzel und -kraut (Taraxacum officinale)	Enthält Bitterstoffe, die die Verdauung anregen.	Helfen bei Reizblase und Nierenproblemen.

Heilkraut	Zu beachten ist	Wirkungen
Orthosiphonblätter (Orthosiphonis folium)	Auch unter der Bezeichnung javanischer oder indischer Nierentee im Handel.	Helfen bei Harnwegsinfekten, Harnsteinen und Nierengrieß.
Petersilienkraut und -wurzel (Petroselini herba/radix)	Nicht bei entzündlichen Nierenerkrankungen und in der Schwangerschaft anwenden.	Bei Harnwegsinfekten, Nierengrieß, Blasenschwäche, Blasen- und Nierensteinen hilfreich.
Queckenwurzelstock (Graminis rhizoma)	Obwohl ein weitverbreitetes und unerwünschtes Ackerunkraut, ist es wirksam und ist auch aus der Erfahrungsheilkunde bekannt.	Hilfreich bei Harnwegsinfekten, vorbeugend bei Nierengrieß und gutartiger Prostatavergrößerung Stadium I–II.
Schachtelhalmkraut (Equiseti herba)	Vorsicht: Der Sumpfschachtelhalm ist das falsche Heilkraut, daher also bitte nicht mit dem Schachtelhalm verwechseln!	Krampflösend, schmerzlindernd und generell hilfreich bei Harnwegsinfekten, Harnsteinen. und Nierengrieß.

Hat man eine geringe Keimzahl im Urin (weniger als 105 Keime/ml Harn – kann der Urologe feststellen) und sind es unproblematische Keime, reicht die alleinige Therapie mit Heiltees aus. Sind die Keimzahlen höher, tritt Fieber auf oder sind Problemkeime aufgefunden worden, sind diese Heiltees zur Unterstützung gut. Bei der Durchspülungstherapie muss man etwa zwei Liter pro Tag trinken.

Bei einfachen Harnwegsinfekten hat es sich bewährt, die Heilkräuter aus der Durchspülungstherapie zusammen mit desinfizierenden Heilkräutern in halbtägigem Wechsel anzuwenden (zum Beispiel morgens Bärentraubenblätterextrakt und nachmittags Goldrutenkrautextrakt). Den Erfolg sollte man beim Arzt überprüfen lassen. Nebenwirkungen und Wechselwirkungen mit anderen Medikamenten sind nicht bekannt.

VORSICHT

Neigt man zu Ödemen infolge eingeschränkter Herz- oder Nierentätigkeit, sollte diese Therapie nicht durchgeführt werden.
Ungeeignet ist die Durchspülungstherapie auch bei einer eingeschränkten Nierenfunktion und bei einer Schwangerschaft.

Desinfizierend wirkende Heilpflanzen

Es gibt viele Heilkräuter, die antibakteriell wirken oder die Bakterien zumindest reduzieren. Dazu gehören die Heilpflanzen der folgenden Tabelle. Bakterientötend wirken sie in der Blase gegen Escherichia coli und andere Escherichia-Arten, Proteus vulgaris, Pseudomonas aeruginosa und Staphylococcus aureus. Aus der Erfahrungsheilkunde weiß man, dass die unangenehmen Blasenkeime keine Resistenzen gegen die vorgestellten Heilkräuter entwickeln.

Die Senföle aus Kapuzinerkresse und Meerrettich sind zum einen gut verträglich und wirken rasch gegen die Bakterien. Auch den Signalweg von Bakterien, den sie ausbilden, um vor Antibiotika geschützt zu sein, hemmen sie.

Heilkräuter, die den Harnweg von Bakterien befreien, also desinfizierend auf die Harnwege wirken

Heilkraut	Zu beachten ist	Wirkt bei	Nicht anwenden bei
Bärentraubenblätter (Uvae ursi folium)	Die Blätter müssen mindestens 6 % Arbutin enthalten, um eine ausreichende Wirkung zu haben.	Entzündlichen Erkrankungen der ableitenden Harnwege, wenn keine Antibiotika benötigt werden, Harnröhrenentzündung, erschwerter (und eventuell schmerzhafter) Blasenentleerung	Schwangerschaft, Stillzeit, Kindern unter 12 Jahren. Bei Langzeitanwendung eventuell schädlich für die Leber.
Birnenblätter (Piri communis folium)	Sollten einen Arbutingehalt von mindestens 2–5 % haben.	Entzündlichen Erkrankungen der ableitenden Harnwege, unterstützend bei Nierensteinen sowie Prostataerkrankungen, helfen bei Nieren- und Nierenbeckenentzündung	Bei Langzeitanwendung eventuell schädlich für die Leber.
Brunnenkressekraut (Nasturtii herba)	Die enthaltenen Senfölglykoside wirken gegen Bakterien.	Harnwegsinfekten	
Buccoblätter (Barosmae folium)	Wirken nur schwach antibakteriell, schmecken aber gut, deshalb für Blasentee als Mischung zu empfehlen.	Harnwegsinfekten, sollen auch bei einer Reizblase helfen	

Heilkraut	Zu beachten ist	Wirkt bei	Nicht anwenden bei
Gewürzsumachwurzelrinde (Rhois aromaticae radicis cortex)	Wirkt wachstumshemmend auf Bakterien und entzündungshemmend.	Harnwegsinfekten, eventuell Reizblase (wird aktuell wissenschaftlich geprüft)	
Hopfenzapfen (Humulus lupulus)	Die Ähren des Hopfens wirken antibakteriell und beruhigend.	Reizblase und Nierenproblemen	
Johanniskraut (Hypericum perforatum)	Vorsicht: Johanniskraut führt zu einer erhöhten Lichtempfindlichkeit und kann die Antibabypille außer Kraft setzen.	Reizblase und Harnwegsinfekten	Organtransplantationen, da Johanniskraut Abstoßungsreaktionen bewirken kann.
Kapuzinerkressekraut (Tropaeoli maji herba)	Verhindert das Wachstum von Bakterien und Viren, tötet auch Pilze ab und fördert die Durchblutung.	Harnwegsinfekten, Pilzen und Viren	
Meerrettichwurzel (Armoraciae rusticanae radix)	Enthält bakterientötende Glucosinolate.	Harnwegsinfekten	

Wissenschaftlich empfohlene Heilkräuterkombinationen

Folgende Heilkräuterkombinationen werden in der Phytomedizin, der Medizin mit Heilpflanzen, empfohlen:

Kombination aus Birkenblättern, Goldrute und Orthosiphonblättern

TEEMISCHUNG:

30 g Goldrutenkraut
30 g Orthosiphonblätter
30 g Birkenblätter

ZUBEREITUNG:

1. 1 EL der Teemischung mit 150 ml kochendem Wasser übergießen, 5–8 Minuten ziehen lassen, absieben.
2. 3–5 Tassen täglich zwischen den Mahlzeiten trinken.

Kombination aus Bärentraubenblättern, Goldrute und Orthosiphonblättern

TEEMISCHUNG:

30 g Goldrutenkraut
30 g Orthosiphonblätter
30 g Bärentraubenblätter

ZUBEREITUNG:

1. 1 EL der Teemischung mit 150 ml kochendem Wasser übergießen, 10 Minuten ziehen lassen, absieben.
2. 4–6 Tassen täglich nach den Mahlzeiten trinken.

Blasen- und Nierentee

Wirkt bei Nieren- und Harnwegssteinen sowie -grieß.

Zu dieser Teemischung gibt es eine Studie, in deren Rahmen der Tee an 120 Patienten getestet wurde, die an immer wiederkehrenden Harnwegsinfekten, Beschwerden nach Operationen oder kleinen Steinen in Nieren und/oder Blase litten. In 84 % der Fälle wurde die Therapie als sehr gut und gut beurteilt. Dies betraf die Besserung der Symptome beziehungsweise Beschwerdefreiheit und Abgang der Steine. Die Verträglichkeit wurde von 98 %, der Geschmack von 96 % der Teilnehmer als sehr gut beurteilt.

TEEMISCHUNG:

20 g Birkenblätter
20 g Orthosiphonblätter
20 g Bärentraubenblätter
20 g Schwarze Johannisbeerblätter
20 g Goldrutenkraut

ZUBEREITUNG:

1. 1 EL der Teemischung mit 150 ml kochendem Wasser übergießen, 5 bis maximal 8 Minuten ziehen lassen (damit der Geschmack nicht beeinträchtigt wird), absieben.
2. 3–5-mal täglich 1–2 Tassen lauwarm trinken.

Blasen- und Nierentee mit Pfefferminzblättern

Durch die Pfefferminzblätter schmeckt diese Teemischung gut.

TEEMISCHUNG:

20 g Birkenblätter
20 g Orthosiphonblätter
20 g Goldrutenkraut
30 g Bärentraubenblätter
10 g Pfefferminzblätter

ZUBEREITUNG:

1. 1 EL der Teemischung mit 150 ml kochendem Wasser übergießen, 10 Minuten ziehen lassen, absieben.
2. 3–5-mal täglich eine Tasse lauwarm trinken.

Bärentraubenblätter-Teemischung

TEEMISCHUNG:

70 g Bärentraubenblätter
15 g Birkenblätter
15 g Echtes Goldrutenkraut

ZUBEREITUNG:

1. 3 EL der Teemischung über Nacht mit 300 ml nicht erhitztem Wasser ansetzen, am nächsten Morgen absieben, kurz erhitzen.
2. Man setzt diesen Tee über Nacht an, um den herben Geschmack der Bärentraubenblätter zu reduzieren.
3. Diesen Teeauszug in kleineren Portionen über den Tag verteilt trinken.

Blasen und Nierentees, die auch für eine Langzeittherapie geeignet sind

Manche Blasen- und Nierentees sollte man nicht länger als 2–3 Wochen im Jahr zu sich nehmen. Bei folgenden Tees haben Sie solche Beschränkungen nicht.

Blasen- und Nierentee mit Buccoblättern

TEEMISCHUNG:

60 g Hauhechelwurzel
30 g Birkenblätter
10 g Buccoblätter

ZUBEREITUNG:

1. 1 EL der Teemischung mit 150 ml kochendem Wasser übergießen, 10 Minuten ziehen lassen, absieben.
2. Mehrmals täglich eine Tasse trinken.

Blasen- und Nierentee mit Kamillenblüten

TEEMISCHUNG:

je 30 g Schachtelhalmkraut, Brennnesselkraut und Hauhechelwurzel
je 5 g Kamillenblüten und Pfefferminzblätter

ZUBEREITUNG:

1. 1 EL der Teemischung mit 150 ml kochendem Wasser übergießen, 10 Minuten ziehen lassen, absieben.
2. 3–5-mal täglich eine Tasse lauwarm trinken.

Schachtelhalm-Teemischung

TEEMISCHUNG:

60 g Schachtelhalmkraut

je 20 g Brennnesselkraut und Birkenblätter

ZUBEREITUNG:

1. 1 TL der Teemischung mit 150 ml kochendem Wasser übergießen, 10 Minuten ziehen lassen, absieben.
2. Davon mehrmals täglich eine Tasse trinken.

Pflanzliche Schmerzmittel

Aufgrund der nicht unerheblichen Nebenwirkungen von konventionellen Schmerzmitteln bieten Substanzen aus der Pflanzenheilkunde eine nebenwirkungsarme und gut verträgliche Therapiemöglichkeit, auch wenn das Optimum der Wirkung erst nach längerer Zeit eintritt. Zur Not muss man diese kurze Phase mit konventionellen Schmerzmitteln überbrücken.

Weidenrinde (Salicis cortex)

Die wirksamen Inhaltsstoffe gewinnt man meist aus den beiden Arten Silberweide (Salix alba) und Purpurweide (Salix purpurea). Bereits 1828 isolierte man den zugehörigen Wirkstoff Salicin aus der Rinde. Zehn Jahre später stellten Chemiker daraus die Salicylsäure her, die damals bereits als schmerzlinderndes Mittel zum Einsatz kam und die heute eines der bekanntesten Schmerzmittel darstellt.

Wirkung

Die Inhaltsstoffe der Weidenrinde wirken fiebersenkend, schmerzreduzierend, antioxidativ, hemmend auf die Ausbildung von Entzündungsstoffen und Sauerstoffradikalen.

Salicin ist die inaktive Vorstufe der Acetylsalicylsäure, die erst im Darm und in der Leber zum eigentlichen Schmerzmittel, der Salicylsäure, umgewandelt wird. Daher treten die Nebenwirkungen der Salicylsäure nicht beziehungsweise weit weniger auf. Es wird zu hohem Prozentsatz (86 %) aufgenommen und ergibt einen über mehrere Stunden konstanten Salicylatspiegel in der Blutflüssigkeit.

Zusätzlich findet man in der Weidenrinde Gerbstoffe, Pflanzensäuren und die gesundheitsfördernden Flavonoide. Diese zusätzlichen Inhaltsstoffe tragen zum heilenden Effekt der Weidenrindenextrakte bei.

Verträglichkeit

Der salicinhaltige Weidenrindenauszug wird gut vertragen und die von der Acetylsalicylsäure bekannten Nebenwirkungen treten normalerweise nicht auf. Zudem ist die Magenverträglichkeit von Salicin besser (keine Magenblutungen) als bei direkter Einnahme der Salicylsäure. Das Pflanzenpräparat besitzt auch nur eine geringe blutverdünnende Wirkung. Fragen Sie jedoch sicherheitshalber einen Arzt, wenn Sie Mittel zur Blutverdünnung einnehmen.

Vorsichtig sollte man bei einer Überempfindlichkeit (bei ca. 0,2 % der Bevölkerung) beziehungsweise Allergie gegen Salicylsäure sein, insbesondere bei Blutungsneigung. Vorsicht ist auch angebracht bei Kindern unter zwölf Jahren sowie bei Schwangeren und Stillenden. Davon abgeraten wird auch, wenn man bestimmte Atemwegserkrankungen hat, wie Asthma oder spastische Bronchitis. Hatten Sie in der Vergangenheit ein Magen- oder Darmgeschwür oder ist die Funktion Ihrer Nieren eingeschränkt, sollten Sie vor Einnahme Ihren Arzt fragen.

Empfohlene Tagesmenge

Da bei einer Teezubereitung die Inhaltsstoffe nicht zu 100 % in das Getränk übergehen, sind dafür etwa 8–15 g Weidenrinde erforderlich, die mindestens 1,5 % Gesamtsalicin enthalten müssen. Am sichersten erhält man dies über Fertigarzneien wie Dragees, Tabletten oder Kapseln, die man in Apotheken oder Reformhäusern bekommt.

Teezubereitung

1 Teelöffel fein geschnittene Weidenrinde (entspricht ca. 1,5 g Weidenrinde) mit 250 ml kochendem Wasser übergießen, ca. 20 Minuten ziehen lassen, dann absieben. Von diesem Tee mehrmals täglich eine Tasse heiß trinken. Der Geschmack ist jedoch sehr gewöhnungsbedürftig. Wem dies zu unangenehm ist, kann auf die Fertigpräparate aus Weidenrinde ausweichen.

Kombination von Auszügen aus Pappelrinde und -blättern, Echtem Goldrutenkraut und Eschenrinde

Die Pappelrinde enthält ähnliche Wirkstoffe wie die Weidenrinde. Es gibt sie ausschließlich in Form eines Fertigpräparats.

Wirkung

In Studien wurde bewiesen, dass die enthaltenen Pflanzenextrakte für sich und kombiniert schmerzlindernd sind, gegen Fieber helfen, entzündungshemmend und gegen die Ansammlung von Gewebswasser (antiödematös) wirken. Sie helfen bei leichten bis mittelschweren Schmerzen.

Die entzündungshemmende Wirkung der Kombination von Auszügen der Pappelrinde und -blätter, Echtem Goldrutenkraut und Eschenrinde beruht auf dem Einfluss der Bildung von Prostaglandinen (spezielle Gewebshormone). Auch auf andere negative Stoffwechselbildungen wirken die pflanzlichen Inhaltsstoffe positiv. So wird die Entstehung der berüchtigten Sauerstoffradikale gehemmt und als Sauerstoffradikalfänger gelten sie auch. Die Wirkungen der einzelnen Effekte der verschiedenen Kombinationspartner verstärken sich gegenseitig. Das wurde auch in Studien bewiesen.

Zu den wertvollen Inhaltsstoffen der Pflanzenmischung gehören auch hier die Salicine und einige Flavonoide (sekundäre Pflanzenstoffe). Der Nachteil ist, dass alle Wirkungen frühestens nach Tagen bis etwa zwei Wochen Einnahmedauer deutlich wahrzunehmen sind.

Verträglichkeit

Nicht verwenden darf man die Mischung, wenn man auf Salicylate überempfindlich reagiert. Vorsichtig sein sollten Menschen mit Blutungsneigung und Asthma bronchiale. Ein Behandlungsversuch ist auch bei ihnen möglich. Selten treten Magen- und Darmbeschwerden sowie Überempfindlichkeitsreaktionen auf. Wechselwirkungen mit anderen Präparaten sind keine bekannt.

Einnahme

Tagesmenge: Für Erwachsene werden dreimal täglich 30–40 Tropfen, bei starken Schmerzen sogar dreimal täglich 60 Tropfen angeraten. Da es sich um ein alkoholhaltiges Fertigpräparat handelt, muss dies bei Kindern berücksichtigt werden, denen man dreimal täglich 15–20 Tropfen (ab 4 Jahren) gibt.

Die Wirksamkeit des Präparats wurde mit 30 Studien und 1151 Patienten sicher nachgewiesen. Der absolute Vorteil des Medikaments liegt in der besseren Verträglichkeit gegenüber den konventionellen Präparaten. Auch die Langzeitanwendung über 72 Wochen wurde an 300 Patienten dokumentiert. Besonders die lange Anwendungsmöglichkeit bei gleich guter Wirkung ist hervorzuheben, während bei den konventionellen Mitteln die Anwendungsdauer aufgrund der Nebenwirkungen auf wenige Wochen beschränkt ist. Schwerwiegende Nebenwirkungen wie Magenblutungen wurden bei dieser Therapie nie beobachtet.

ABC der Heilpflanzen

Es gibt viele Pflanzen, die Nierenprobleme lindern, einige können sie sogar heilen. Im Laufe dieses Buches haben Sie schon zahlreiche Heilpflanzen kennengelernt. Im Folgenden sind diese Pflanzen und deren Wirkung zusammenfassend dargestellt.

Baldrian (Valeriana officinalis bzw. radix: Wurzel)

Um die beste Wirkung zu erzielen, ist eine tägliche Menge von 600 mg ethanolisch-wässrigem Baldrianwurzel-Trockenextrakt nötig beziehungsweise 2–3 g getrocknete Baldrianwurzel. Produkte, bei denen man diese Dosierung nicht erkennen kann, sollte man besser im Regal stehen lassen. Apotheken bieten in der Regel die Gewähr, dass man genügend Wirkstoff bekommt. Auch da auf die Menge achten!

Inhaltsstoffe und Wirkung

Baldrian ist ein bewährtes Hausmittel gegen Nervosität und zählt zu den ältesten Heilmitteln mit beruhigender Wirkung. Aber er hilft auch gegen die Reizblase.

Teezubereitung

Die Wurzel wird zum Beispiel in Form einer Teeabkochung verwendet. Dazu geben Sie 2 Teelöffel Baldrianwurzel beziehungsweise einen Aufgussbeutel mit ca. 1,5 g auf eine Tasse heißes Wasser und lassen dies 5 Minuten abgedeckt ziehen.

Am besten ist jedoch ein Kaltauszug. Dazu übergießt man ein bis 2 Teelöffel Baldrianwurzel mit einer Tasse Wasser, lässt den Tee etwa zwölf Stunden ziehen, filtert ab und erwärmt den Tee auf Trinktemperatur. Diesen nimmt man dann in kleinen Schlucken zu sich.

Reiner Baldriantee wird aus geschmacklichen Gründen oft abgelehnt. Teemischungen schmecken in der Regel besser.

Fertigpräparate

Das Kraut ist als Tee, Tinkturen, Kapseln, Dragees, Presssaft und Badezusatz erhätlich. Lesen Sie die Gebrauchsanweisung der Zubereitungen genau durch, denn in geringen Mengen hat Baldrian eine anregende Wirkung.

Für Baldriantropfen liegt die passende Dosierung bei ½–1 TL in etwas Wasser. Die übliche Einnahme von 10–20 Baldriantropfen (Baldriantinktur) entspricht einer deutlichen Unterdosierung!

Weder die Fahrtüchtigkeit noch die Konzentrationsfähigkeit werden durch diese Dosierungen beeinträchtigt.

Bärentraubenblätter

Bärentraubenblätter kennt man volkstümlich auch unter der Bezeichnung Harnkraut, Moos-, Sand- und Steinbeere oder Wilder Buchs. Bei Blasenproblemen verwendet man die Blätter, die im Sommer gesammelt werden.

Inhaltsstoffe und Wirkung

Ihre Inhaltsstoffe sind Arbutin, Methylarbutin, Gerbstoffe, Vitamin C und Flavonoide.

Bärentraubenblätter wirken wachstumshemmend auf Bakterien und harndesinfizierend, insbesondere auf die Bakterienart Escherichia coli. Dafür benötigt man 400 bis zu 1000 mg des Inhaltsstoffes Arbutin. Auch die enthaltenen Gerbstoffe sind wichtig, um die Stabilität des Arbutins zu erhalten, und sie haben selbst eine antibakterielle Wirkung.

Bei Bärentraubenblättern warnt man davor, diese ohne ärztlichen Rat länger als jeweils eine Woche und maximal fünfmal pro Jahr einzunehmen. Der Grund dafür ist der hohe Arbutingehalt, der aber gleichzeitig für das Absterben der Bakterien in der Blase verantwortlich ist. Die negative Wirkung der Bärentraubenblätter wird jedoch von verschiedenen Fachleuten bestritten.

Für eine optimale Wirkung darf der Harn nicht sauer sein, da ihr Wirkstoff – das Arbutin – einen alkalischen (Gegensatz zu sauer) Harn benötigt. Diesen bekommt man am ehesten mithilfe einer pflanzenreichen Ernährung mit wenig Fleisch und Milch. Gegebenenfalls muss man vor der Einnahme von Bärentraubenblättern Natriumbikarbonat zu sich nehmen. Das ist jedoch nur zu empfehlen, wenn die Blätter gar nicht wirken. Normalerweise hilft es, wenn man den Wirkstoff im Abstand von einer Stunde zum Essen einnimmt.

Die Einzeldosis beträgt 3 g Heilkraut, die mittlere Tagesdosis 10 g fein geschnittenes Kraut, entsprechend einem Arbutingehalt von 400–700 mg auf 150 ml Wasser. Es wird empfohlen, den Heiltee nicht mit kochendem, sondern mit kaltem Wasser zuzubereiten, da der Tee dadurch magenfreundlicher wird. Bereits nach 3–4 Stunden entfaltet der Tee seine bakterientötende Eigenschaft.

Teezubereitung

Kaltansatz: Die Tagesdosis von 10–12 g fein geschnittenen Blättern (ca. 3 EL) über Nacht (6–12 Stunden) mit 6 Tassen kaltem Wasser ansetzen, absieben, danach kurz aufkochen und heiß in einer Thermoskanne aufbewahren. Davon tagsüber 4–6 Tassen trinken.

Bei Personen mit empfindlichem Magen kann es aufgrund des hohen Gerbstoffgehalts (20 %) zu Übelkeit bis hin zu Erbrechen kommen. Beim Kaltansatz sollte dies unterbleiben.

Fertigpräparate

Es gibt auch Fertigpräparate in Form von Filmtabletten, Dragees und Extrakt. In der Gebrauchsanleitung finden Sie die passende Dosierung.

Birkenblätter

Von der Birke, die volkstümlich auch als Besen-, Frühlings- oder Maibaum bezeichnet wird, verwendet man die getrockneten Laubblätter, aber auch ihre Blattknospen. Sie kommen vorwiegend aus Eurasien, China und Russland. Gesammelt werden die Blätter vom Frühling bis Herbst.

Inhaltsstoffe und Wirkung

Die Inhaltsstoffe sind vor allem Flavonoide und weitere sekundäre Pflanzenstoffe, Gerbstoffe, Bitterstoffe, Magnesium und Vitamin C. Sie wirken entspannend und kräftigend auf die Muskulatur der Blase. Außerdem sind sie harntreibend, also entwässernd, ohne nierenreizend zu sein, und sind für die Durchspülungstherapie geeignet.

Dafür benötigt man mehrmals täglich 2–3 g (= 1 EL), insgesamt 6–10 g der Blätter. Darin sollten 150–200 mg Gesamtflavonoide enthalten sein, die auch für ihre antioxidativen Eigenschaften bekannt sind. Daher sollte man Ware bevorzugen, die diesen Gehalt garantiert (Apotheke, Reformhaus).

Teezubereitung

1–2 EL mittelfein geschnittene getrocknete Blätter mit einer Tasse kochendem Wasser übergießen, 10 Minuten ziehen lassen, absieben. Davon mehrmals täglich eine Tasse warm trinken.

Fertigpräparate

Von Birkenblättern erhält man einige Fertigarzneimittel als Dragees, Heilpflanzensaft und Brausetabletten. Auch Frischpflanzensäfte sind sehr gut, da sie bis zu 2 % Flavonoide enthalten. Dennoch sollte man bei einer Durchspülungstherapie zwei Liter täglich trinken, am besten Birkenblättertee oder andere Tees, die Sie in der Tabelle der Heilkräuter zur Durchspülungstherapie finden.

Eine Kombination mit anderen entsprechend wirksamen Heilkräutern wie dem Goldrutenkraut oder auch der Hauhechelwurzel und Brennnesselblättern ist durchaus hilfreich und es gibt sie auch als Fertigarzneimittel im Reformhaus oder in der Apotheke als fertige Teemischungen oder auch Teegranulate und Tinkturen.

Birnenblätter

Birnenblätter haben in der Volksmedizin eine relativ große Bedeutung. Sie können die Blätter von jedem Birnbaum von Frühjahr bis Herbst selbst pflücken.

Inhaltsstoffe und Wirkung

Sie enthalten etwa 2–5 % Arbutin und wirken dadurch harndesinfizierend. Außerdem enthalten sie weitere wertvolle Inhaltsstoffe wie Saponinglykoside und Gerbstoffe. Sie wirken auch harntreibend und entzündungshemmend. Arbutin findet man auch in den Schalen der Frucht.

Bei Birnenblättern verwendet man eine Tagesdosis von 10 g, eine Einzeldosis von 2–3 g (= 1 EL). Für eine optimale Wirkung sollte das betreffende Körperteil (Blase, Harnleiter etc.) nicht sauer sein, also keinen niedrigen pH-Wert aufweisen. Das heißt zum Beispiel, dass das Lutschen von Preiselbeer- oder Cranberry-Tabletten zur selben Zeit nicht sinnvoll ist.

Nebenwirkungen oder sonstige nachteilige Wirkungen sind nicht bekannt, aber man sollte dennoch Vorsicht walten lassen: Birnenblättertee sollte man aufgrund des enthaltenen Arbutins nicht länger als zehn Tage und nicht öfter als fünfmal im Jahr anwenden, so umstritten die nachteiligen Wirkungen sind.

Teezubereitung

Man schneidet die Blätter klein, übergießt 1 EL getrocknete beziehungsweise 2 gehäufte Teelöffel frische Blätter mit einer Tasse heißem Wasser und lässt dies 10 Minuten ziehen, dann seiht man ab. Davon täglich 3–4 Tassen trinken.

Wichtig zu wissen ist, dass zur Teezubereitung die frischen Blätter aufgrund des sehr viel höheren Arbutingehalts den getrockneten Blättern vorzuziehen sind.

Fertigpräparate

Leider sind keine Birnenblätter-Fertigarzneimittel erhältlich, auch nicht als Kombination mit anderen Heilkräutern. In der Apotheke erhält man die Birnenblätter kaum. Wenn man Glück hat, bekommt man sie in Kräuter- oder Bioläden. Am besten, Sie finden in Wohnortnähe einen Birnbaum, der nicht gespritzt wird, und trocknen sich die Blätter selbst. Da sie besser schmecken als Bärentraubenblätter, sind sie aus der Volksmedizin bekannt.

Brennnesselkraut und -blätter

Von der Brennnessel verwendet man die Blätter, die meistens aus Wildvorkommen in Mittel- und Osteuropa stammen.

Inhaltsstoffe und Wirkung

Die Inhaltsstoffe sind Vitamin C, verschiedene Mineralstoffe, darunter Kieselsäure und Kalium, sowie Flavonoide. Man sammelt die Blätter von März bis August, die Samen im Frühherbst. Vorsicht vor Produkten, die viele Stängel enthalten! Dann ist der Wirkstoffgehalt nicht ausreichend. Brennnesselkraut und -blätter wirken harntreibend aufgrund ihres hohen Kaliumgehaltes. Die übliche Tagesdosis sind 8–12 g Brennnesseln.

Teezubereitung

Für einen Tee benötigt man 2 TL fein geschnittene Brennnesselblätter, die man mit 150 ml kochendem Wasser übergießt. Dann lässt man die Blätter 10 Minuten ziehen und seiht anschließend ab. Davon mehrmals täglich eine Tasse heiß trinken.

Fertigpräparate

Alternativ nimmt man dreimal täglich 1 EL Frischpflanzenpresssaft ein. Brennnesselkraut erhalten Sie in jedem Geschäft, das Heilkräuter verkauft, und über das Internet.

Die Brennnessel kann Magenprobleme hervorrufen. Sinnvoll ist daher eine Kombination mit gleicher Menge Goldrutenkraut.

Brennnesselwurzel

Die Brennnesselwurzel stammt von der Großen Brennnessel (Urtica dioica L.). Sie wächst überall dort, wo die Pflanze genügend Stickstoff im Boden vorfindet. Oft findet man sie an Waldrändern, aber auch in den meisten Hausgärten.

Inhaltsstoffe und Wirkung

Die Brennnesselwurzel hilft bei Prostatabeschwerden wie der gutartigen Prostatavergrößerung (benigne Prostatahyperplasie – BPH) und bei der Durchspülung der Nieren. Zu ihren wirksamkeitsbestimmenden Inhaltsstoffen gehören vor allem Phytosterole (Steroide), deren wichtigster Vertreter das β-Sitosterol ist. Aber auch Lectine, Cumarine, Lignane und Zuckerverbindungen (Polysaccharide) sind an den Wirkungen der Wurzel beteiligt.

Die Brennnesselwurzel bewirkt eine Erhöhung der ausgeschiedenen Harnmenge sowie eine Erhöhung des maximalen Harnflusses und eine Erniedrigung der Restharnmenge. Außerdem ist sie antientzündlich und das Immunsystem modulierend.

Als Nebenwirkung wurden gelegentliche Magen-Darm-Beschwerden beobachtet.

Die empfohlene Tagesmenge beträgt 4–6 g Wurzel – es muss sich dabei um standardisierte Auszüge handeln, zum Beispiel Trockenextrakt mit Methanol 20 % V/V = Volumenprozent, das heißt: 20 ml Brennnesselwurzelextrakt in 100 ml Flüssigkeit, umgerechnet: 80 ml Methanol und 20 ml Brennnesselwurzelextrakt.

Teezubereitung

1 TL grob pulverisierte Wurzel mit einer Tasse kaltem Wasser ansetzen, zum Kochen erhitzen, 1 Minute ziehen lassen, dann ca. 10 Minuten bedeckt stehen lassen, absieben. Davon mehrmals täglich eine Tasse trinken.

Fertigpräparate

Es gibt Fertigarzneimittel von der Brennnesselwurzel.

Eine Kombination mit anderen pflanzlichen Prostatamitteln ist sinnvoll, zum Beispiel mit Sägepalmenfrüchten. Auch davon gibt es Fertigpräparate. Die Dosierung finden Sie in den Beipackzetteln der Präparate oder der Aufschrift auf den Fläschchen oder anderen Gefäßen.

Brunnenkressekraut

Das Kraut der Brunnenkresse, auch Wasserkresse genannt, wird als Gemüse oder Heilkraut verwendet. Es handelt sich um eine wintergrüne, ausdauernde, krautige Sumpf- bzw. Wasserpflanze.

Inhaltsstoffe und Wirkung

Das Brunnenkressekraut wirkt keimhemmend und harndesinfizierend. Dafür sorgen zum Beispiel die enthaltenen Senföle. Sie gehen in den Urin über und wirken gegen ein breites Spektrum von Bakterien.

Man sollte das Kraut nicht länger als sechs Wochen anwenden, da die Senföle die Schleimhäute reizen. Kinder unter vier Jahren sowie Personen mit Magen- und Darmgeschwüren sollten es nicht nutzen. Das Kraut kann in seltenen Fällen Magen-Darm-Beschwerden hervorrufen.

Ein großer Vorteil des frischen Brunnenkressekrauts ist sein hoher Vitamin-C-Gehalt von etwa 80 mg Vitamin C/100 g. Damit gehört die Brunnenkresse zu den Vitamin-C-reichsten Nahrungsmitteln.

Teezubereitung

Für einen Tee nimmt man ca. 2 g des getrockneten Heilkrauts und übergießt es mit 150 ml kochendem Wasser, lässt 5 Minuten ziehen und seiht ab. Davon sollte man zwei- bis dreimal täglich eine Tasse nach den Mahlzeiten trinken.

Man kann täglich entweder 4–6 g des getrockneten Heilkrauts oder 20–30 g frisches Kraut als Tee verwenden.

Fertigpräparate

Alternativ zum Tee empfehlen sich 60–150 ml Frischpflanzenpresssaft. Wählt man den im Handel angebotenen Presssaft, sollte man zwei- bis dreimal täglich 1 TL nach den Mahlzeiten einnehmen.

Leider erhält man keine Fertigkombinationen verschiedener Heilkräuter. Sinnvoll wäre eine Kombination mit Birkenblättern, Goldrutenkraut und Hauhechelwurzel.

Buccoblätter

Buccoblätter kennt man nur aus der Volksmedizin. Ursprünglich stammen sie aus Südafrika. Dort verwendet man sie traditionell gegen Harnwegsentzündungen.

Inhaltsstoffe und Wirkung

Ihre Inhaltsstoffe, zum Beispiel ätherische Öle, töten Bakterien ab und wirken harntreibend. Durch ihr fruchtiges Aroma ist eine Kombination mit ihnen sinnvoll, um den Geschmack der anderen Heilkräuter zu verbessern.

Man sollte täglich nicht mehr als 9 g des Heilkrauts zu sich nehmen, da ansonsten Reizerscheinungen auftreten können.

Teezubereitung

Man übergießt 1 EL des geschnittenen Heilkrauts mit 150 ml kochendem Wasser, lässt dies ca. 10 Minuten ziehen und seiht dann ab. Davon mehrmals täglich 1 Tasse nach den Mahlzeiten trinken.

Fertigpräparate

Fertigarzneimittel gibt es leider nicht, auch keine Kombinationen mit anderen Heilkräutern. Sinnvoll wäre jedoch eine gemeinsame Anwendung mit Goldrutenkraut, Birkenblättern sowie Orthosiphonblättern zu gleichen Teilen und 20 % Buccoblättern.

Gewürzsumachwurzelrinde

Die Gewürzsumachwurzelrinde spielt in der nordamerikanischen Volksmedizin eine große Rolle und auch in der europäischen Pflanzenheilkunde fand sie Beachtung.

Inhaltsstoffe und Wirkung

Tatsächlich entdeckte man mehrere Inhaltsstoffe, die auf Bakterien wachstumshemmend wirken. Nach neuesten wissenschaftlichen Untersuchungen wirkt sie darüber hinaus antientzündlich.

Teezubereitung:

Dreimal täglich 1 TL der zerkleinerten Rinde mit einer Tasse kochendem Wasser übergießen, etwa 10 Minuten ziehen lassen, absieben und trinken.

Fertigpräparate

Diese Rinde gibt es in Apotheken leider nicht, aber man kann sie über das Internet beziehen. Es gibt sie auch in Kombination mit anderen pflanzlichen Heilkräutern, wie zum Beispiel Goldrutenkraut.

Goldrutenkraut, Echtes Goldrutenkraut und Riesengoldrutenkraut

Goldrutenkraut wird volkstümlich auch Goldwundkraut, Heidnisch Wundkraut, Schoß- und Waldkraut genannt. Man verwendet das blühende Kraut. Ursprünglich setzte man in der Pflanzenheilkunde Solidago virgaurea ein, die daher als »echte« Goldrute bezeichnet wird. Sie wird auch in Fertigarzneimitteln als solche deklariert und man sollte sie auch vorziehen, da sie besser wirkt als das einfache Goldrutenkraut und auch das Riesengoldrutenkraut. Sie wird in Osteuropa angebaut.

Inhaltsstoffe und Wirkung

Die im Goldrutenkraut enthaltenen Wirkstoffe sind Saponine, Flavonoide, Gerbstoffe und ätherisches Öl. Man sammelt es zwischen Juli und Oktober.

Das Goldrutenkraut wirkt entwässernd, entzündungs- und keimhemmend sowie leicht krampflösend, schmerzlindernd, antibakteriell und antioxidativ. Es hilft effektiv bei vielen Beschwerden rund um die Nieren, so auch im Rahmen der Durchspülungstherapie bei Harnwegsinfekten, Reizblase oder Blasen- und Nierensteinen beziehungsweise -grieß. Das ist auch durch Studien belegt.

Die Wirksubstanzen befinden sich in den Blättern und Blüten. Daher sollte der Stängelanteil des Heilkrauts unter 20 % liegen, damit genügend wirksamkeitsbestimmende Inhaltsstoffe vorhanden sind.

Als Tagesmenge werden 6–12 g des Krauts empfohlen. Darin sollten dann auch 80–100 mg Flavonoide enthalten sein. 6 g Goldrute entsprechen in etwa 2 gehäuften Teelöffeln des getrockneten Krauts.

Teezubereitung

2 TL des fein geschnittenen Krauts, am besten vom Echten Goldrutenkraut, mit einer Tasse heißem Wasser übergießen, ca. 10 Minuten ziehen lassen, dann absieben. Von diesem Tee mehrmals täglich eine Tasse trinken.

Fertigpräparate

Es gibt zahlreiche Fertigarzneimittel, Filmtabletten, Hartkapseln und Extrakte in der Apotheke sowie im Reformhaus. Die Dosierung finden Sie auf der Verpackung oder dem Beipackzettel.

Eine Kombination mit anderen Heilkräutern wie Birkenblättern, Bärentraubenblättern, Gewürzsumachwurzelrinde oder Brennnesselkraut, Orthosiphonblättern und Hauhechelwurzel ist sinnvoll und hier gibt es praktische Fertigarzneimittel.

Hauhechelwurzel

Bei der Hauhechel handelt es sich um einen Zwergstrauch, der lange, spitze Dornen aufweist. Aufgrund der Dornen meiden die Tiere die Pflanze, die auf mageren Wiesen wächst. Die Wurzel wird seit langer Zeit aufgrund ihrer harntreibenden Wirkung geschätzt. Man sammelt das Kraut von Juni bis Juli, die Wurzel zwischen September und November.

Inhaltsstoffe und Wirkung

Die Hauhechelwurzel hemmt das Wachstum und die Vermehrung von Bakterien. Sie wirkt entspannend und kräftigend auf die Muskulatur der Blase. Ihre Wirkstoffe sind ätherisches Öl und Gerbstoffe. Die mittlere empfohlene Tagesdosis liegt bei 6–12 g, die Einzeldosis bei 2 g der Heilpflanze, die man bis zu sechsmal täglich zu sich nehmen sollte.

Teezubereitung

1 TL zerkleinertes Heilkraut mit einer Tasse kochendem Wasser übergießen, etwa 10–20 Minuten ziehen lassen und absieben. Mehrmals täglich eine Tasse trinken.

Fertigpräparate

Fertigarzneimittel gibt es zwar nicht, aber in der Apotheke erhält man Hauhechelwurzel als Teerezeptur.

Eine Kombination mit anderen harntreibenden Heilkräutern wie Goldrutenkraut, Orthosiphonblättern beziehungsweise harndesinfizierenden Heilkräutern wie Bärentraubenblättern ist sinnvoll, hier sind Fertigarzneimittel verfügbar.

Hopfenzapfen (Lupuli strobulus)

Als Einzeldosis werden 0,5 g der Hopfenzapfen mehrmals täglich empfohlen. In Fertigarzneimitteln sollte – kombiniert mit Baldrian – der Hopfenextrakt in einer Konzentration von 10–65 mg vorliegen, ohne Baldrian von 40–90 mg Trockenextrakt.

Inhaltsstoffe und Wirkung

Hopfen hilft bei einer Reizblase und bei Nierenproblemen, denn die Ähren des Hopfens wirken antibakteriell und beruhigend.

Hopfenzapfen werden als geschnittenes Heilkraut, Pulver, Trockenextraktpulver für Aufgüsse und Abkochungen oder andere Zubereitungen angeboten. Auch flüssige und feste Varianten zum Einnehmen kennt man. Man findet ätherische Öle und Bitterstoffe in ihnen: Humulon und Lupulon, aus denen während der Lagerung andere flüchtige Verbindungen entstehen. Letztere werden bei längerer Aufbewahrung in eine spezielle Verbindung umgewandelt, der man die stark beruhigende Wirkung der Pflanze zuschreibt.

Teezubereitung

Für einen Tee übergießt man 1–2 TL Hopfenzapfen mit einer Tasse siedendem Wasser und lässt das Ganze abgedeckt 10–15 Minuten ziehen. Über den Tag verteilt sollten Sie davon zwei bis drei Tassen trinken und vor dem Schlafengehen noch einmal eine Tasse frisch zubereiteten Tee zu sich nehmen. Allerdings schmeckt reiner Hopfentee nicht unbedingt gut, sodass Sie ihn gerne mit anderen Teekräutern wie Melissenblättern mischen können.

Fertigpräparate

Hopfenzapfen gibt es als geschnittene Heilpflanze, in Pulverform oder Trockenextraktpulver. Auch als flüssigen Extrakt kann man die Zapfen kaufen.

Hypoxis-rooperi-Wurzel

Die Hypoxis-rooperi-Wurzel ist eine Arzneipflanze der afrikanischen Volksmedizin und wird zur Gewinnung eines Fertigpräparates genutzt.

Inhaltsstoffe und Wirkung

Man setzt sie bei gutartiger Prostatavergrößerung ein.

Man nimmt täglich 50–100 mg des daraus gewonnenen Phytosterolgemisches ein. Es handelt sich dabei um ein Gemisch aus pflanzlichen Hormonen, den sogenannten Phytosterolen. Nebenwirkungen sind nicht bekannt.

Es gibt einige Studien mit der Wurzel. Damit konnte gezeigt werden, dass der Extrakt aus der Wurzel Symptome wie Restharn und Harnfluss verbessert. Vertragen wurde es gut. Sogar eine Langzeitstudie über 14 Jahre gibt es. Es zeigte sich, dass das Phytosterolgemisch aus der Rooperi-Wurzel nicht nur langfristig gut vertragen wird, sondern vielen Patienten eine Operation ersparen kann.

Fertigpräparate

Diese Wurzel gibt es nur in Form von Fertigpräparaten. Inzwischen kann der bislang aus afrikanischer Hypoxis rooperi gewonnene Extrakt auch aus europäischen Pflanzen (zum Beispiel Nadelhölzern) hergestellt werden, sogar nach den Vorschriften des Arzneibuches. Kombinationen mit anderen Heilkräutern gibt es nicht.

Ingwer

Ingwer bildet eine Staude, deren Aussehen Schilf ähnlich ist. Die Blätter sind bis zu eineinhalb Meter lang. Die Wurzeln sind knollig verdickt und bilden einen Wurzelstock, die Ingwerwurzel. Eigentlich handelt es sich bei dem knolligen Gewächs nicht um eine Wurzel, sondern um ein Rhizom, sozusagen das Mittelstück zwischen Stängel und Wurzel. Der Vorteil: Aus einem Rhizom kann Jahr für Jahr eine neue Pflanze wachsen – bei einer Wurzel funktioniert das nicht. Diese »Pseudowurzel« wird als einziger Teil der Pflanze genutzt. Dabei ist der Erntezeitpunkt für den Geschmack wichtig: Je später geerntet wird, desto größer ist das Rhizom. Je größer es ist, desto schärfer wird die Knolle. Generell schmecken Ingwerwurzeln brennend scharf. Dies geht auf ihren Inhaltsstoff, das scharfe Gingerol, zurück.

Inhaltsstoffe und Wirkung

Ingwer soll gesundheitsschädliche Stoffe aus den Nieren spülen, einen positiven Einfluss auf die Verdauung haben und die Reinigung der Leber anregen. Zusätzlich hilft die Wurzel sehr gut gegen Blähungen und stärkt das Immunsystem.

Teezubereitung

Ingwer kann als Tee getrunken werden, der leicht zuzubereiten ist. Von einer Ingwerwurzel – je nach gewünschter Schärfe – eine bis mehrere dünne Scheiben abschneiden und mit kochendem Wasser übergießen. Etwa 10 Minuten oder auch länger ziehen lassen und den abgesiebten Tee trinken. Alternativ übergießt man einen Teelöffel frisch geriebene Ingwerwurzel mit 150 ml kochendem Wasser, lässt dies 10 Minuten ziehen und seiht ab. Anstelle der frischen Ingwerwurzel kann man auch einen Teelöffel getrocknete, zerkleinerte Ingwerwurzel verwenden.

Von diesem Tee trinkt man täglich 2–3 Tassen. Wer will, kann ihn mit frischem Zitronensaft geschmacklich verbessern.

Fertigpräparate

Die Öle und Harze des Ingwers verwendet man in der Medizin. Seine Wirkstoffe regen den Magen an und fördern die Verdauung. In einigen asiatischen Ländern stellt man aus Ingwer ein Medikament gegen Magenschmerzen her. Das Gingerol des Ingwers ähnelt im chemischen Aufbau demjenigen »normaler« Kopfschmerztabletten. Entsprechend ähnlich wirkt das Gewürz.

Johanniskraut

Bei uns kennt man das »Tüpfel-Johanniskraut«. Es wächst in 30 bis 60 cm hohen Stauden und erinnert mit seinen gelben Blüten und den gelben, strahlenförmig angeordneten Staubgefäßen an die Sonne. Daher wird es auch als »Sonnenschein für die Seele« bezeichnet.

Gegen Depressionen werden die Blüten des Krauts verwendet. Mit ihrer Hilfe verschaffen Johanniskrautpräparate Linderung bei leichten und mittelschweren Depressionen (nicht bei schweren Depressionen!), Kopfschmerzen, Verdauungsstörungen, Unruhezuständen, Angst und Schlafstörungen. Die Voraussetzung dafür ist allerdings, dass die Mittel genügend Wirkstoffe enthalten. Das kann man bei apothekenpflichtigen Medikamenten voraussetzen. Frei verkäufliche Heilmittel könnten im Gegensatz dazu unterdosiert sein. Es wird zwischen Juni und September gesammelt.

Inhaltsstoffe und Wirkung

Seine Inhaltsstoffe sind ätherische Öle, Flavonoide und Hypericin. Johanniskraut hilft bei Reizblase und Harnwegsinfekten, da es antibakteriell und beruhigend wirkt.

Teezubereitung

Fertigtees aus Johanniskraut erhält man in der Apotheke. Die Zubereitung sollten Sie bitte nach Packungsweisung durchführen.

Fertigpräparate

Anstelle des Heilkrauts ist es so manches Mal besser, auf standardisierte Trockenextrakte in Form von Tabletten, Dragees und Kapseln zurückzugreifen, die erhältlich sind. Teezubereitungen sind zu schwach wirksam und schwer zu dosieren. Sie können allerdings ergänzend eingesetzt werden.

Kapuzinerkressekraut

Die Kapuzinerkresse erkennt man an ihren vielerorts ausufernden Ranken und leuchtenden Blüten in Gelb-, Orange- und Rottönen. Ihre Inhaltsstoffe wirken gegen Bakterien, Pilze und Viren. Sie gehört zu den Kapuzinerkressegewächsen und wird auch Inkakresse, Salat- und Kapernblume genannt.

Inhaltsstoffe und Wirkung

Kapuzinerkressekraut verhindert das Wachstum von Bakterien und Viren. Es tötet auch Pilze ab und fördert die Durchblutung. Die enthaltenen Wirkstoffe sind Senföle, die man nicht bei Kleinkindern, Magen- und Darmgeschwüren anwenden sollte. Länger als 4–6 Wochen sollte man das Kraut nicht nutzen, da das frei werdende Senföl schleimhautreizend wirkt, Haut- und Schleimhautirritationen sowie Magen-Darm-Beschwerden hervorrufen kann.

Die Präparate mit Benzylsenföl werden besser vertragen, wenn man sie nach den Mahlzeiten einnimmt. Das Wasserdampfdestillat der Kapuzinerkresse besitzt unter den pflanzlichen Harnwegsdesinfizienzien die effektivste keimtötende Wirkung, sowohl bezüglich der Stärke als auch der vielen Keime, gegen die es wirkt.

Während der Einnahmezeit besser auf Alkohol verzichten, da das Benzylsenföl die Alkoholtoleranz verringert.

Die Tagesdosis beträgt dreimal täglich ca. 15 mg Benzylsenföl, das aus der Substanz Glucotropaeolin entsteht.

Teezubereitung

Man nimmt etwa zwei Teelöffel getrocknete Kapuzinerkresseblätter für einen halben Liter Tee. Die Blätter werden mit lauwarmen Wasser übergossen. Dann lässt man sie etwa 10 Minuten ziehen und trinkt den Tee zwei- bis dreimal täglich.

Fertigpräparate

Es gibt fertige Kombinationen mit reinem Kapuzinerkressekraut und in Tablettenform als Kombination mit anderen natürlichen heilenden Pflanzen wie Meerrettichwurzel. Auch eine Kombination mit Goldrutenkraut und Birkenblättern ist sinnvoll.

Kürbissamen

Als Heilpflanze ohne Kombinationen, also als Einzelpräparat, wirkt der Arzneikürbis. Man erntet die Samen im September.

Von den Kürbissamen nimmt man täglich etwa 10 g ein, bei einer Reizblase etwa 15 g. Diese Mengen kann man zerkleinert über den Tag verteilt in 2–3 Portionen zu sich nehmen. Die Einnahmedauer sollte erfahrungsgemäß mindestens 3 Monate sein.

Inhaltsstoffe und Wirkung

Die Samen oder Kerne des Arzneikürbis entspannen, wirken harntreibend, entzündungshemmend, antimikrobiell, antioxidativ und kräftigen die Muskulatur der Blase. Sie helfen gut bei der Reizblase und der gutartigen Prostatavergrößerung (BPH). Sie werden bei der Prostata am längsten eingesetzt und sind von sämtlichen pflanzlichen Prostatamitteln auch am besten untersucht. Sogar wenn Kinder nach dem 3. und 4. Lebensjahr noch einnässen, sollen Kürbissamen helfen.

Allerdings existieren entsprechende Studien nur von den speziellen Kürbissamen mit dem Namen Cucurbitae peponis semen L. Convar, citrullina GREB. Var. Styriaca GREB. Diese Variante ist auch erhältlich.

Die Kürbissamen schmecken gut und sind daher für eine Langzeitanwendung (etwa 3 Monate) geeignet, insbesondere da Nebenwirkungen auch bei längerer Einnahmedauer bislang nicht beschrieben wurden.

Ihre Inhaltsstoffe sind bestimmte Eiweißarten, Globulin, Lecithin, Salicylsäure, Spurenelemente und Mineralstoffe wie Kalium, Magnesium und Kieselsäure, dann Natron und einige Vitamine.

Einnahme

Von den Kürbissamen nimmt man täglich etwa 10 g ein, bei einer Reizblase etwa 15 g. Diese Mengen kann man zerkleinert über den Tag verteilt in 2–3 Portionen zu sich nehmen. Die Einnahmedauer sollte erfahrungsgemäß mindestens 3 Monate sein.

Fertigpräparate

Eine Kombination mit anderen Heilkräutern wie Sägepalmenfrüchten, der Brennnesselwurzel, Hopfenzapfen, der Gewürzsumachwurzelrinde oder dem Goldrutenkraut ist sinnvoll. Auch dafür gibt es Fertigarzneimittel. Die Kürbiskerne gibt es als Arzneikürbiskerne zu kaufen oder als Fertigpräparat. Wichtig ist, dass es der Arzneikürbis ist.

Kurkuma

Das südasiatische Gewürz Gelbwurz, Kurkuma oder Turmerik stammt aus dem Wurzelstock des Ingwergewächses Curcuma longae. Es schmeckt bitterscharf und wird industriell auch als Bestandteil von Senf, Worcestersoßen und vor allem für Currymischungen eingesetzt. Auch in asiatischen Gerichten findet man es oft. Sein Farbstoff Kurkumin besitzt eine antioxidative Wirkung, schützt also vor den negativen Wirkungen des Sauerstoffs.

Inhaltsstoffe und Wirkung

Kurkuma ist sehr hilfreich bei Nierenbeschwerden. Das enthaltene Kurkumin hat entzündungshemmende Eigenschaften, hilft, die Leber zu entgiften und die Nieren zu reinigen. Man nutzt Kurkuma auch, um Nierenentzündungen vorzubeugen und zu behandeln. Es wird als besonders gesundes Gewürz verwendet, das man auch in Bioqualität erhält.

Teezubereitung

Je ½ Teelöffel Kurkuma- und Ingwertrockenpulver zu etwa 400 ml kochendem Wasser hinzufügen, 10 Minuten köcheln lassen, anschließend abgießen. Dazu den Saft einer halben Zitrone geben und den Tee einmal täglich über mehrere Wochen trinken.

Fertigpräparate

Kurkuma gibt es als Arzneipflanze in Pulverform sowie als alkoholischen Trockenextrakt. Als Gewürz erhält man Kurkuma sogar in Bioqualität.

Löwenzahnwurzel und -kraut

Löwenzahn wächst überall bei uns auf Wiesen. Man erkennt ihn leicht an seinen gelben Blüten. Die Blätter und Blüten werden im Frühling, die Wurzeln im Frühling oder Frühherbst gesammelt.

Inhaltsstoffe und Wirkung

Löwenzahn wirkt entwässernd und erhöht die Urinproduktion. Mit diesen Eigenschaften hilft er, die Nieren und auch die Leber zu reinigen, Harnwegsreizungen zu lindern und gegen Wassereinlagerungen zu wirken.

Löwenzahn wird bei der Durchspülungstherapie angewendet, hilft jedoch auch bei Reizblase und Problemen mit den Nieren direkt. Neben seiner harntreibenden Wirkung regt er den Stoffwechsel an. Er enthält Bitterstoffe und Flavonoide. Er wirkt als Tee, Saft oder Wildgemüse. Man erhält ihn fertig in der Apotheke.

Teezubereitung

Um die Nierenreinigung anzuregen, hilft folgender Tee: 2 TL getrocknete Löwenzahnwurzel in etwa 200 ml Wasser geben und 5 Minuten kochen. Anschließend den Tee zugedeckt 10 Minuten ziehen lassen. Diesen Tee können Sie zweimal täglich mehrere Wochen hintereinander trinken.

Fertigpräparate

Man erhält aus dem Kraut Frischpflanzen-Presssaft, einen Teeaufguss, einen alkoholischen Auszug sowie wässrige oder alkoholische Trockenextrakte (oft in Kombinationspräparaten).

Meerrettichwurzel

Inhaltsstoffe und Wirkung

Wie beim Kapuzinerkressekraut wirken hier ebenfalls Senföle stark antimikrobiell.

Bei Magen-Darm-Geschwüren sollte man sie nicht einnehmen, auch Kinder unter vier Jahren sollten sie nicht erhalten. Man sollte Meerrettichwurzel besser nicht länger als sechs Wochen zu sich nehmen, da die Senföle schleimhautreizend wirken.

Die mittlere Tagesdosis beträgt 20 g frische Wurzel. Vom Frischpflanzenpresssaft sollte man zweimal täglich 1 EL nach den Mahlzeiten einnehmen.

Teezubereitung

Meerrettichwurzel ist als Tee nicht verfügbar.

Fertigpräparate

Es gibt Fertigarzneimittel in Form von Tabletten, die Sie über Apotheken oder das Internet beziehen können. Die dort verwendete Kombination aus Kapuzinerkressekraut und Meerrettichwurzel ist sinnvoll.

Orthosiphonblätter (indischer Nierentee)

Orthosiphonblätter stammen von einer etwa 80 cm hohen krautigen Pflanze mit einem vierkantigen, kahlen bis behaarten Stängel. Die Pflanze kommt im tropischen Teil Asiens und Australiens vor.

Inhaltsstoffe und Wirkung

Orthosiphonblätter wirken entkrampfend und entzündungshemmend. Sie unterstützen die Ausscheidungsfunktion der Nieren bei reduzierter Nierenleistung. Die mittlere empfohlene Tagesdosis liegt bei ca. 6–12 g des Heilkrauts.

Teezubereitung

3 TL fein geschnittenes Heilkraut mit einer Tasse kochendem Wasser übergießen, etwa 15 Minuten ziehen lassen und absieben. Mehrmals täglich eine Tasse trinken.

Fertigpräparate

Es gibt Fertigarzneimittel mit Orthosiphonblättern. In der Regel handelt es sich um Extrakte aus mehreren harntreibenden Heilkräutern wie Birkenblättern oder Goldrutenkraut beziehungsweise harndesinfizierenden Heilkräutern wie Bärentraubenblättern. Diese Kombinationen sind sinnvoll, da der alleinige harntreibende Effekt der Orthosiphonblätter nicht sehr groß ist.

Petersilienkraut und -wurzel

Man sammelt die Pflanze zwischen April und Oktober.

Es wird empfohlen, nur Petersilien-Kulturrassen zu verwenden, die arm an der Substanz Apiol sind, da diese Substanz zu Herzrhythmusstörungen und Aborten führen kann. Das Petersilienwurzelöl sollte man besser nicht verwenden. Mit dem als Küchengewürz verwendeten Petersilienkraut wird eine medizinisch wirksame Menge in der Regel nicht erreicht.

Inhaltsstoffe und Wirkung

Die Inhaltsstoffe des Petersilienkrauts und seiner Wurzel sind zum Beispiel Vitamin C, ätherische Öle, Flavonoide, Glykoside und Kalzium. Petersilienkraut und -wurzel wirkt harntreibend und muskelspannungssteigernd. Petersilie kann als Tee oder Tinktur bei Blasenentzündungen und Steinen in der Blase oder Niere eingesetzt werden. Die mittlere empfohlene Tagesdosis liegt bei 6 g des Heilkrauts.

Teezubereitung

1 EL fein geschnittenes Heilkraut mit einer Tasse kochendem Wasser übergießen, 10–15 Minuten ziehen lassen, dann absieben. Dreimal täglich eine Tasse trinken. Statt des Petersilienkrauts kann man auch aus 1 TL getrockneter Petersilienwurzel einen Tee zubereiten.

Fertigpräparate

Es gibt keine Fertigarzneimittel allein mit Petersilienkraut. Eine Kombination mit anderen harntreibenden Heilkräutern, die zur Durchspülungstherapie empfohlen werden, wie Hauhechel oder Goldrutenkraut, ist sinnvoll. Dazu ist ein Fertigarzneimittel verfügbar.

Queckenwurzelstock (Graminis rhizoma)

Die Gemeine Quecke kommt auf der gesamten nördlichen Erdhälfte vor. Sie wächst an Wegrändern, auf Äckern sowie im Garten und ist als Unkraut weit verbreitet. Es handelt sich um ein 20 cm bis 1,5 m hohes Gras mit einem unterirdisch verlaufenden und Ausläufer treibenden, bindfadenstarken Wurzelstock. Als Heilkraut wird der ganze oder geschnittene, von den Nebenwurzeln befreite, gewaschene und getrocknete Wurzelstock (Graminis rhizoma – Queckenwurzelstock) verwendet.

Inhaltsstoffe und Wirkung

Der Queckenwurzelstock wirkt bakterientötend. Die mittlere empfohlene Tagesdosis liegt bei 6–9 g. Er enthält Schleimstoffe, verschiedene Zucker und -alkohole.

Teezubereitung

1 gehäuften TL der Heilpflanze mit einer Tasse kochendem Wasser übergießen, 10–15 Minuten ziehen lassen und absieben. Drei bis fünf Tassen über den Tag verteilt trinken.

Fertigpräparate

Man erhält den Queckenwurzelstock getrocknet und geschnitten für einen Tee, fertige Arzneitees sowie flüssige Extrakte und Tinkturen, die man in Tropfenform einnimmt. Es gibt auch ein Fertigarzneimittel mit Queckenwurzelstock. Die Kombination mit anderen harntreibenden Heilkräutern, die zur Durchspülungstherapie empfohlen werden, wie Birkenblätter, Hauhechelwurzel oder Goldrutenkraut, ist sinnvoll.

Roggenpollenextrakt

Roggen ist nicht nur ein Getreide, das man in manchen Brotsorten findet. Er hat auch eine medizinische Wirkung in Form seiner während der Blütezeit geernteten Pollen.

Inhaltsstoffe und Wirkung

Ein Extrakt aus über 90 % Roggenpollen und den Pollen von Timothy-Gras und Mais wirkt antientzündlich und abschwellend bei der Prostata.

In den Studien zu dem entsprechenden Fertigpräparat konnten bei Patienten mit BPH Störungen,wie nächtlichem Wasserlassen, Harndrang, Dysurie und Restharngefühl nach zwölfwöchiger Therapie gebessert und das Restharnvolumen deutlich reduziert werden. Die Lebensqualität verbesserte sich unter der zwölfwöchigen Therapie.

70,6 % der Patienten sprachen auf den Pollenextrakt gut an, deutlich mehr als in der Vergleichsgruppe mit Scheinmedikation (Placebo).

Die gutartige Prostatavergrößerung kann man zwar nicht rückgängig machen, die Prostata schwillt jedoch ab. Da das Präparat nur die Beschwerden einer vergrößerten Prostata bessert, sollte man den Verlauf der Erkrankung regelmäßig vom Arzt kontrollieren lassen. Die Verträglichkeit des Pollenextraktes ist gut, die Sexualfunktion wird nicht beeinträchtigt.

Patienten mit einer ausgeprägten Abflussbehinderung der Blase oder mit Verkalkungen in der Prostata wurden von der Studie allerdings ausgeschlossen, da der Pollenextrakt bei diesen Patienten nicht ausreichend helfen kann.

Einnahme

Roggenpollenextrakt sollte ausschließlich in Form von Fertigarzneimitteln eingesetzt werden, um eine konstante Dosis zu erreichen.

Man erhält Roggenpollenextrakt als Fertigarzneimittel mit 23 mg Extrakt pro Hartkapsel. Die Tagesdosis von 92–138 mg Extrakt beziehungsweise 80–120 mg sogenanntem hydrophilem und lipophilem Extrakt wird in 2–3 Einzeldosen eingenommen. Empfohlen wird, das Präparat mindestens drei Monate lang einzunehmen, da es nach dieser Zeit zur weiteren Verbesserung der Symptome kommt.

Sägepalmenfrüchte

Die Sägepalme (Serenoa repens) ist im Südosten der USA heimisch. Aus ihren Früchten gewinnt man pflanzliche Heilmittel gegen die gutartige Prostatavergrößerung (Prostatahyperplasie).

Inhaltsstoffe und Wirkung

Sägepalmenfrüchte wirken antientzündlich und gegen Ödeme.

Der Extrakt der Sägepalme wirkt ähnlich wie Kürbissamen: abschwellend, entzündungshemmend und entwässernd. Dazu kommt, dass die Sägepalmenfrüchte das Gewebewachstum in der Prostata hemmen. Sie blockieren ein bestimmtes Enzym, die sogenannte 5-alpha-Reduktase. Dadurch wird weniger Dihydrotestosteron (DHT) produziert und das Prostatagewebe kann nicht mehr wachsen. Diese Therapieform nutzt man bei der gutartigen Prostatahyperplasie (BPH). Dazu wird die Sägepalmenfrucht verwendet.

Dieses pflanzliche Arzneimittel ist so gut verträglich, dass nichts gegen eine langfristige Anwendung spricht. Sogar Tests auf Prostatatumore können während der Einnahmezeit prophylaktisch durchgeführt werden, da es im Gegensatz zu künstlichen Präparaten die entsprechenden Parameter nicht verändert.

Das Mittel wirkt sogar in geringeren Mengen, als von wissenschaftlicher Seite empfohlen wird.

Einnahme

Man erhält Sägepalmenfrüchte nur als Fertigpräparat. Die Tagesdosis liegt bei 1–2 g oder 320 ml Extrakt. Die unvollständig getrockneten reifen Früchte (Sabalis serrulatae fructus) und einen Sägepalmenfruchtextrakt (Sabalis serrulatae extractum) kann man in der Apotheke oder über das Internet erwerben.

Sinnvolle Kombinationen mit anderen pflanzlichen Prostatamitteln sind Kürbissamen- und Brennnesselwurzelextrakt, die auch fertig erhältlich sind.

Schachtelhalmkraut

Schachtelhalmkraut kennt man auch unter dem Namen Zinnkraut. In der Regel stammt es aus Ost- und Südosteuropa sowie China.

Inhaltsstoffe und Wirkung

Schachtelhalmkraut wirkt schwach harntreibend, entkrampfend und leberschützend.

Für Tees verwendet man die grünen Sprossen. Es enthält neben Kieselsäure vor allem Flavonoide und Kaffeesäureabkömmlinge.

Die mittlere empfohlene Tagesdosis liegt bei 6 g.

Teezubereitung

1 EL zerkleinertes Kraut mit einer Tasse kochendem Wasser übergießen, ca. 5 Minuten auf kleiner Flamme kochen, absieben. Mehrmals täglich eine Tasse trinken.

Fertigpräparate

Fertigarzneimittel aus Schachtelhalmkraut sind in Kapselform erhältlich. Auch eine Kombination mit anderen pflanzlichen nierenwirksamen Heilpflanzen ist sinnvoll, bei Steinbildung auch Birkenblätter und Goldrutenkraut. Von dieser Kombination gibt es auch fertige Mischungen in Form von Dragees, Tabletten, Tropfen und Flüssigkeit zum Einnehmen. Auch in getrockneter Form erhalten Sie das Schachtelhalmkraut in Ihrer Apotheke und über das Internet.

Schwarze-Johannisbeer-Blätter

Nicht nur im Garten wächst die Johannisbeere. Die Früchte gibt es als rote und schwarze Beeren. Die Blätter der Schwarzen Johannisbeere werden zur Gewinnung von Arzneistoffen genutzt.

Inhaltsstoffe und Wirkung

Bei Schwarzen-Johannisbeer-Blättern wurde eine blutdrucksenkende Wirkung experimentell nachgewiesen. Außerdem helfen die Blätter bei der Durchspülungstherapie. Die durchspülend wirkende, entspannende und antioxidative Wirkung wurde in Studien nachgewiesen.

Die mittlere empfohlene Tagesdosis der Schwarzen-Johannisbeer-Blätter liegt bei ca. 8 g, die Einzeldosis bei ca. 2 g.

Teezubereitung

1 gehäuften TL (ca. 2–4 Gramm) getrocknete Blätter mit ca. 250 ml (großer Kaffeebecher) kochendem Wasser übergießen, 5–10 Minuten bedeckt ziehen lassen und anschließend die Blätter absieben. Mehrmals täglich eine Tasse zwischen den Mahlzeiten trinken.

Da die Johannisbeerblätter einen angenehmen Geschmack haben, ist es sinnvoll, mit anderen, ebenfalls diuretisch wirksamen Kräutern wie dem Goldrutenkraut oder Birkenblättern beziehungsweise harndesinfizierenden Heilkräutern wie Bärentraubenblättern eine Mischung herzustellen. Empfehlenswert sind gleiche Teile der Kräuter und ein Anteil von 20 % Johannisbeerblätter.

Fertigpräparate

Fertigkombinationen sind leider nicht erhältlich.

Sellerie

Der Echte Sellerie ist eine Pflanzenart aus der Gattung Sellerie innerhalb der Familie der Doldenblütler. Man verwendet ihn als Gemüse in der Küche und in der Knolle findet man Stoffe, die die Nierenfunktion anregen.

Inhaltsstoffe und Wirkung

Von Sellerie kennt man spezielle Inhaltsstoffe (Vitamine, Mineralstoffe, Bioflavonoide, die zu den sekundären Pflanzenstoffen gehören, Enzyme und Wasser), die in ihrer Kombination die Gesundheit der Nieren schützen können. Außerdem gehört die Knolle zu den Gemüsesorten mit der stärksten harntreibenden Wirkung, wirkt dadurch entwässernd, fördert die Harnproduktion und hilft, gesundheitsschädliche Substanzen aus dem Körper zu entfernen. Isst man ihn regelmäßig, kann man damit Nierensteine und Infektionen verhindern.

Einnahme

Will man die Nierenfunktion anregen, sollte man mehrere Wochen lang täglich je ein Glas frisch zubereiteten Selleriesaft trinken, den man zu Hause mit einem Entsafter aus frischem Stangesellerie herstellt. Alternativ kann man sich selbst einen Gemüsesmoothie zubereiten. Rezept: 2 Stangen Sellerie mit ½ Tasse frischer Petersilie, 1 Karotte und 1 Gurke mischen und pürieren.

Sie können auch fertigen Selleriesaft kaufen oder einen konzentrierten Auszug in Kapseln abgefüllt, wenn Sie den Geschmack nicht mögen.

Bewegung

Bewegung tut Körper und Seele gut. Sie hilft nicht nur, Übergewicht zu bekämpfen und den Blutdruck niedrig zu halten, sie unterstützt auch unsere Nieren – und sei es nur, um die Füße warm zu halten oder warm zu bekommen.

Mit Bewegung können Sie nachweislich Ihr Risiko für Arthrose, Knochenschwund (Osteoporose), chronische Schmerzen, Herz-Kreislauf-Erkrankungen, Diabetes, Bluthochdruck, Depressionen und bestimmte Krebsformen vermindern. Zugleich ist körperliche Betätigung bei einem Teil der genannten Erkrankungen in einem gewissen Umfang auch therapeutisch wirksam und verbessert obendrein das körperliche Allgemeinbefinden.

Kräftigt man seine Muskulatur gezielt, trägt man damit deutlich zum Schutz seiner Gelenke und zur Gesundheit seiner Nieren bei. Blutdrucksteigernde Aktivitäten sollten dabei vermieden werden. Dazu gehört zum Beispiel Kraftsport.

Die richtige Sportart finden

Alle Sportarten mit runden Bewegungsabläufen sind für die Nieren geeignet und schützen außerdem die Gelenke. Dazu gehören:

- Radfahren
- Gehen (Nordic Walking)
- Skilanglauf
- Aerobic
- Jogging auf weichem Boden
- Wandern in der Ebene
- Schwimmen
- Wassergymnastik
- Aquajogging und andere Sportarten im Wasser

Bei den verschiedenen Sportarten gibt es jedoch einiges zu beachten. Deswegen finden Sie hier noch einige Tipps für die richtige Bewegung:

- Beim Wandern – und auch beim Walken – sind die Stöcke sehr wichtig, die optimal eingestellt werden müssen. Man sollte sie vor allem bergab nutzen. Knieschonend bergsteigen heißt: bergauf zu Fuß, runter mit der Seilbahn.
- Joggen belastet die Gelenke etwa mit dem fünffachen Körpergewicht (vergleichbar mit Bergabwandern), beim Nordic Walking ist es nur das dreifache. Hat man schon immer gejoggt und will damit nicht aufhören, sollte man zumindest seinen Laufstil überprüfen lassen. Derartige Laufanalysen bieten zum Beispiel Sportvereine, Sportgeschäfte und Physiotherapeuten mit Sporterfahrung an. Sie kontrollieren auch das Schuhwerk. Dabei ist es gut, auf die optimale Dämpfung zu achten. Die Schuhe sollten auch zu Körperhaltung und zum Gangbild passen.
- Auch ein Pedelec kann helfen, insbesondere wenn man über wenig Kondition verfügt oder viele Steigungen vor der Haustür hat. Es ist immer noch besser, mit elektrischer Unterstützung Rad zu fahren als gar nicht.
- Bewegung im Wasser ist für die meisten Menschen angenehm, da die Gelenke nicht das ganze Körpergewicht tragen müssen. Wenn Sie eine derartige Sportart ausüben möchten, lohnt sich

ein Blick in das Kursprogramm der öffentlichen Bäder vor Ort. Vielleicht bietet sogar ihre örtliche Volkshochschule Bewegungskurse im Wasser an.

- Ein Trainer oder Physiotherapeut kann gezielte Übungen zeigen, die die Muskeln stärken und die Gelenke entlasten.
- Bewegung ist gut, Schmerzen nicht. Bei starken Beschwerden sollte man mit seinem Arzt sprechen. Vielleicht war die Belastung zu hoch oder die Sportart ungeeignet. Manchmal sind sogar Medikamente sinnvoll, um eine Schonhaltung auszuschließen. Es ist immer noch besser, ein Schmerzmittel zu nehmen, als auf der Couch zu rosten.
- Eines sollte man nicht vergessen: Bewegung sollte Spaß machen. Mehr Freude haben Sie vermutlich dann, wenn Sie sich mit Ihrem Partner oder Freunden zusammentun. Dann rafft man sich in der Regel auch leichter auf. Zwischenmenschliche Kontakte haben einen positiven Effekt auf die seelische und körperliche Gesundheit.
- Hat man nicht schon immer Sport getrieben, lässt man am besten vorab von einem sportmedizinisch kompetenten Arzt Herz und Lunge auf ihre Leistungsfähigkeit und Belastbarkeit untersuchen.

WIE OFT SOLLTE MAN TRAINIEREN, UM DIE NIEREN GESUND ZU ERHALTEN?

Selbst bei chronischer Nierenerkrankung ist regelmäßiger Sport gut. Experten empfehlen fünfmal in der Woche 30 Minuten leichten Sport. Schafft man das nicht, ist es dennoch gut, sich so viel wie möglich zu bewegen. Generell sollte man körperliche Aktivitäten fest in den Alltag einplanen. Inzwischen empfiehlt man Bewegung sogar während einer Dialysesitzung. Währenddessen kann man zum Beispiel in die Pedale eines sogenannten Bettfahrrads treten. Die Möglichkeit gibt es noch nicht überall, man sollte dies aber durchaus einfordern.

Beckenbodentraining

Frauen sollten eigentlich ein Leben lang, aber spätestens in der Schwangerschaft im Rahmen der Geburtsvorbereitung die Bedeutung des Beckenbodentrainings – auch im Hinblick auf eine mögliche Inkontinenz – erkennen.

Der Beckenboden gehört zu den wichtigsten Muskelgruppen des ganzen Körpers. Er ist aus drei Muskelschichten zusammengesetzt. Diese liegen gitterförmig übereinander und verbinden das Steißbein mit dem Schambein. Durch diese Struktur wird eine starke Belastbarkeit ermöglicht. Dies ist auch nötig, denn der Beckenboden trägt alle Organe des kleinen Beckens und im Grunde den gesamten Rumpf. Je stärker seine Muskeln sind, desto besser funktionieren die Organe im Becken: Gebärmutter, Blase und Darm. Bei Frauen werden durch dieses Netzwerk Gebärmutter und Blase gestützt. Es garantiert durch schnelles Zusammenziehen, dass kein Urin unfreiwillig verloren geht. Dass der Beckenboden auch locker werden kann, ist wichtig bei Geburten und steigert beim Sex die Lust der Frau.

Die Muskulatur des Beckenbodens lässt bei der Frau jedoch häufig durch die übermäßige Dehnung während einer Geburt oder mit fortschreitendem Alter nach. Die Muskeln sind nicht mehr so kräftig und geben langsam nach. Die Folge: Gebärmutter und Blase senken sich ab und die Harnröhre kann sich nicht mehr sicher verschließen. Dann können schon kleine Belastungen wie Heben oder Bücken dazu führen, dass unfreiwillig Urin abgeht. Das nennt man dann Belastungsinkontinenz.

Beckenbodentraining ist zur Therapie der Inkontinenz die erste Wahl, auch weil keine unerwünschten Wirkungen zu erwarten sind. Durch Kräftigung des Beckenbodens mit gezieltem regelmäßigem Training können Inkontinenzprobleme oft zumindest verringert werden. Bis sich erste Erfolge einstellen, dauert es häufig nur wenige Wochen.

Das richtige Gefühl für den Beckenboden bekommen

Zuerst ist es wichtig, die beteiligten knöchernen und muskulären Strukturen gründlich kennenzulernen, wahrzunehmen und zu erspüren, um die Muskulatur des Beckenbodens effektiv zu kräftigen und/oder entspannen zu können. Um die Muskeln des Beckenbodens gezielt zu trainieren, muss man üben. Im Unterschied zu anderen Muskeln, wie denen des Arms, kann man die Anspannung des Beckenbodens nur fühlen, aber nicht sehen. Um wirklich richtig zu trainieren, sollten die Übungen am Anfang immer unter Anleitung eines Physiotherapeuten oder eines speziell ausgebildeten Beckenbodentherapeuten durchgeführt werden. Sie können helfen, das richtige Gespür zu bekommen. Die Übungen werden mit dem Spezialisten einstudiert und dann zu Hause trainiert.

Spezielle Kurse für das Beckenbodentraining bieten Krankenhäuser, Krankenkassen, Rehaeinrichtungen, Volkshochschulen und viele Fitnessstudios an. Wer sich nicht sicher fühlt, sollte nach dem Training den Therapeuten fragen. Für zu Hause sollte man eine bequeme, nicht zu weiche Unterlage haben, idealerweise eine Gymnastikmatte.

BECKENBODENTRAINING FÜR MÄNNER

Sogar bei Männern, besonders nach einer Entfernung der Prostata, kann das Beckenbodentraining helfen, den Schließmuskel ihrer Harnröhre zu trainieren. Dies ist bei ihnen sehr wichtig, um eine Inkontinenz zu verhindern.

Den Beckenboden dauerhaft trainieren

Wer im Alltag einige Regeln beherzigt, kann seinen Beckenboden auf Dauer trainieren und somit Problemen, wie zum Beispiel Harninkontinenz, vorbeugen.

- Beim Aufstehen aus dem Bett immer auf die Seite drehen und so aufstehen.
- Beim Husten oder Niesen immer den Beckenboden anspannen und währenddessen aufrecht sitzen oder stehen. Dreht man währenddessen den Kopf zur Seite, belastet man den Beckenboden weniger.
- Beim Heben von Lasten auf einen geraden Rücken achten und die Beckenboden- und Bauchmuskulatur anspannen, bevor man das Gewicht anhebt. Während des Hebens immer durch die leicht aufeinandergelegten Lippen ausatmen und nicht pressen.
- Anstelle von langem Stehen besser im Sitzen arbeiten. Falls Stehen erforderlich ist, möglichst durch ein kurzes Gehen unterbrechen.
- Beim Stuhlgang möglichst nicht pressen und währenddessen ausatmen.
- Den Beckenboden nicht erst trainieren, wenn große Probleme auftreten, sondern immer vorbeugend seine Elastizität erhalten.

So hilfreich es ist, erfordert das Beckenbodentraining etwas Geduld und vor allem Ausdauer. Denn man muss regelmäßig und über einen längeren Zeitraum trainieren, bis sich eine Besserung einstellt. Manche der Übungen lassen sich jedoch auch – ohne dass andere es merken – in den Alltag einbauen, wie Sie an den obigen Tipps gesehen haben.

So bleiben die Nieren gesund – die 10 wichtigsten Nierentipps

Nierenexperten haben ganz spezielle Tipps, um die Nieren gesund zu erhalten. Die meisten Maßnahmen zielen vor allem auf das Herz-Kreislauf-System ab, denn Ablagerungen in den Blutgefäßen machen besonders den Nieren zu schaffen.

Wer seine Nieren gesund erhalten will, sollte auf eine gesunde Lebensführung achten. Dazu gehört:

1. **Regelmäßig bewegen.** Bewegung und Sport helfen, den Blutdruck niedrig zu halten und Diabetes mellitus Typ I zu verhindern oder zu bessern. Diese beiden Gesundheitsprobleme sind die häufigsten Ursachen eines Nierenversagens.
2. **Den Blutzucker kontrollieren.** Wenn Sie unter Diabetes mellitus leiden, sollten Sie dafür sorgen, dass Ihr Blutzucker stabil eingestellt ist. Leider schädigt die Krankheit die Gefäße. Da die Nieren aus vielen kleinsten Gefäßen bestehen, die Filterwirkung haben, sollte man regelmäßig seinen Blutzucker kontrollieren, damit der Zucker keinen Schaden anrichten kann. Dies ist auch deshalb wichtig, weil der Zucker mit Eiweißen Komplexe bilden kann, die sich in den winzigen Blutgefäßknäueln der Nieren, den sogenannten Glomeruli, ablagern. Lässt man seine Werte regelmäßig kontrollieren, hilft dies, einen sich schleichend entwickelnden Diabetes rechtzeitig zu erkennen.
3. **Den Blutdruck regelmäßig kontrollieren.** Da Bluthochdruck die zweithäufigste Ursache für ein Nierenversagen ist, sollte man seiner Gesundheit zuliebe den Blutdruck am besten täglich kontrollieren. Dafür gibt es ganz einfach zu bedienende Geräte, die man sich für den Hausgebrauch anschaffen kann. Damit die Nieren gesund bleiben, sollten die Blutdruckwerte unter 140/90 Millimeter Quecksilbersäule (mmHg) liegen.
4. **Übergewicht vermeiden.** Zu viele Kilos ziehen häufig Bluthochdruck und Diabetes mellitus als Begleiterkrankungen nach sich, und diese wiederum können die Nieren schädigen.
5. **Genügend trinken, aber nicht zu viel.** Ein gesunder Mensch sollte täglich 1 bis 1,5 Liter trinken. Junge Menschen trinken in der Regel genügend. Auf die entsprechende Trinkmenge müssen allerdings Senioren achten, da bei ihnen das Durstgefühl nachlässt.
6. **Nicht rauchen.** Rauchen ist der »Gefäßkiller« Nummer eins.
7. **Frei verkäufliche Schmerzmittel nicht über einen längeren Zeitraum einnehmen.** Müssen Sie Schmerzmedikamente über

einen längeren Zeitraum einnehmen, besser auf natürliche Alternativen ausweichen (pflanzliche Alternativen finden Sie auf Seite 135).

8. **Nierenwerte regelmäßig überprüfen lassen.** Dies sollte zu Ihrem regelmäßigen Gesundheitsprogramm gehören, wenn Sie mindestens einen der folgende Risikofaktoren erfüllen: 1. Sie sind über 60 Jahre alt. 2. Sie sind zuckerkrank. 3. Ihr Blutdruck ist hoch. 4. Sie haben viel zu viele Kilos auf den Hüften. 5. Ein Verwandter ersten Grades ist an einem Nierenversagen erkrankt. Da die Nieren so empfindlich sind, gibt es Experten, die dazu raten, bereits ab dem 35. Lebensjahr alle zwei Jahre einen Nierencheck durchführen zu lassen. Hatte man bislang keine Probleme, ist das Verfahren einfach: Man misst den Eiweißgehalt im Urin. Ist dieser zu hoch, hat die Niere schon ein Stück ihrer Filtereigenschaft eingebüßt.
9. **Alkoholkonsum reduzieren.** Frauen wird empfohlen, täglich nicht mehr als 10 Gramm Alkohol zu trinken. Das entspricht 250 ml Bier oder 125 ml Wein. Männer vertragen das Doppelte.
10. **Nierenschädigende Medikamente meiden.** Hat man eine chronische Nierenkrankheit oder Probleme mit den Nieren, sollte man zum Beispiel jodhaltige Röntgenkontrastmittel und bestimmte Antibiotika (siehe Seite 27) meiden. Führen Medikamente zu Störungen der Nierenfunktion, sollte man diese absetzen und, wenn erforderlich, durch ein anderes Präparat ersetzen. Am besten, man weist den Arzt auf seine Nierenprobleme hin, wenn er ein Arzneimittel verschreibt.

Glossar

5-Lipoxygenase: Spezielles Enzym, das im Organismus zentral an der Bildung bestimmter Substanzen beteiligt ist, die in weißen Blutkörperchen entstehen und entzündliche und allergische Reaktionen regulieren

antioxidativ: Schutz vor den gesundheitsschädlichen Reaktionen von Sauerstoff

Arbutin: Arbutin kommt in der Preisel-, Heidel- und Himbeere, in Weizenkeimen, Kaffee, Tee, Rotwein sowie Birnen und Birnenblättern vor. Es wird im Darm durch Bakterien zu Traubenzucker und der Substanz Hydrochinon umgesetzt. 70–75 % der aufgenommenen Menge erreichen innerhalb von sechs Stunden die Nieren und werden dort mit dem Harn ausgeschieden. Arbutinhaltige Heilpflanzen (zum Beispiel Bärentraubenblätter) und ihre Auszüge werden bei bakteriellen Infektionen der Harnwege angewendet.

Das aus Arbutin entstehende Hydrochinon besitzt in höherer Dosierung eine leberschädigende Wirkung und steht im Verdacht, möglicherweise sogar krebserregend zu sein. Das wird nicht von allen Fachleuten so gesehen, dennoch sollte man vorsichtshalber Folgendes beachten:

- Nicht öfter als fünfmal im Jahr und dann nur eine Woche lang einnehmen.
- Nicht während der Schwangerschaft oder Stillzeit konsumieren.
- Nicht bei Kindern verabreichen.

Arbutinhaltige Heilpflanzen haben zum Teil einen hohen Gerbstoffgehalt. Daher ist bei der Zubereitung als Tee Übelkeit und Erbrechen möglich. Aus diesem Grund sollten die jeweiligen Heilkräuter mit kaltem Wasser zubereitet werden, da so kaum Gerbstoffe aus dem Pflanzenmaterial gelöst werden.

Arzneibuchqualität (DAB oder Ph. Eur.): Viele Kräuter, Tees und Teemischungen mit heilender Wirkung bekommt man günstig zum Teil auch im Lebensmittelhandel. Manchmal reicht diese Qualität nicht aus. In diesen Fällen muss man auf Arzneipflanzen zurückgreifen. Sie kauft man am besten in der Apotheke, im Reformhaus oder bei sonstigen Händlern, bei denen Sie sicher sein können, dass die Pflanzen Arzneibuchqualität (DAB = Deutsche Arzneibuchqualität oder Ph. Eur. = Europäische Arzneibuchqualität) aufweisen. Nur diese Qualität garantiert einen ausreichenden Wirkstoffgehalt. Auch auf Identität sowie Reinheit wird geprüft und auf spezielle Inhaltsstoffe wird Wert gelegt.

Balkenblase: Darunter versteht man Verdickungen der Blasenmuskulatur. Durch sie verliert die Blase ihre Elastizität. Auf Dauer erschlafft die Blasenwand immer mehr mit der Folge, dass der Urin irgendwann nicht mehr komplett entleert werden kann. Dann kommt es leicht zu Entzündungen in den Harnwegen oder des Nierenbeckens, denn je mehr Restharn entsteht, desto höher ist auch die Wahrscheinlichkeit, dass sich Bakterien oder andere Keime in der Blase sammeln und vermehren.

Bratöl: Bei Fett, das erhitzt wird, geht es darum, die Entstehung von Schadstoffen durch die hohen Temperaturen zu verhindern. Bringt man – insbesondere nicht raffinierte Pflanzenöle – auf 170 bis 210 Grad Celsius, wie dies in der Fritteuse, der Pfanne oder dem Wok geschieht, zersetzen sich Fettbegleitstoffe, die gerade in naturbelassenen Pflanzenölen in großen Mengen vorkommen. Auch die wertvollen mehrfach ungesättigten Fettsäuren dieser Öle sind nicht hitzestabil und können sich bei sehr hohen Temperaturen in Peroxide umwandeln. Außerdem können sich gesundheitsschädliche Stoffe, wie zum Beispiel Acrolein, bilden. Ähnliches gilt auch für Eiweiß und sekundäre Pflanzenstoffe. Daher sollte bei Bratölen und -fetten der Gehalt an mehrfach ungesättigten Fettsäuren und anderen Inhaltsstoffen gering sein. Butter und auch native, kalt gepresste Öle, wie beispielsweise Olivenöl, sind daher zum Braten nicht geeignet. Zu viel gesättigte Fettsäuren, wie im hoch erhitzbaren Palm- oder Kokosfett, können die Konzentration von schlechtem LDL-Cholesterin im Blut erhöhen und das Risiko für Atherosklerose steigen lassen. Aber es gibt Alternativen: Die Bioproduzenten haben Bratöle auf den Markt gebracht, die hoch erhitzbar sind. Hier wird eine speziell gezüchtete Sonnenblumensorte, »high oleic« genannt, eingesetzt. Diese enthält im Unterschied zur ursprünglichen Pflanze rund 70–80 % der einfach ungesättigten Ölsäure. Sie ist nicht nur relativ hitzestabil, sondern kann auch die Konzentration von schlechtem LDL-Cholesterin im Blut senken. Zusätzlich wird das kalt gepresste und gefilterte Öl »desodoriert«, das heißt von 160–180 °C heißem Dampf durchströmt, um unerwünschte Begleitstoffe zu entfernen. Auf diese Weise erhält man ein Bratfett, das ideal zum Braten, Backen und Frittieren ist, ohne dass gesundheitsschädliche Substanzen entstehen. Im Gegensatz zu vielen konventionellen Ölen enthält es noch natürliche Farb- und Aromastoffe. Jedoch sollte man auch hier Temperaturen über 220 °C , wie sie zum Beispiel beim scharfen Anbraten von Fleisch oder Bratlingen entstehen können, vermeiden.

Coenzym: Bestandteil eines Enzyms

Diabetes: Fachlich für Zuckerkrankheit. Es gibt den erblichen (Diabetes Typ I) und Altersdiabetes (Diabetes Typ II). Beiden gemeinsam ist eine Störung des Kohlenhydratstoffwechsels, die auf einem (absoluten oder relativen) Mangel an Insulin beruht, das gespritzt werden muss, um Folgeschäden zu verhindern.

Dialyse: Blutreinigungsverfahren, das bei Nierenversagen zum Einsatz kommt

Dysurie: Unter Dysurie versteht man die medizinische Bezeichnung für eine erschwerte, gewollte Blasenentleerung, die zusätzlich schmerzhaft sein kann.

Enzyme: Eiweißverbindungen, die dafür sorgen, dass die zahlreichen biochemischen Prozesse in Lebewesen in die für den jeweiligen Organismus vorteilhafte Richtung laufen. Kurz kann man sie auch als »Steuerungsstoffe« bezeichnen.

Glomeruli: Kleine Gefäß- oder Nervenknäuel

Harn: Auch Urin genannt, flüssiges Ausscheidungsprodukt, das in den Nieren entsteht und über die ableitenden Harnwege nach außen geleitet wird

Hypericin: Wird als Arzneistoff gegen Depressionen verwendet.

IgA-Antikörper: Antikörper, die vor allem in Körpersekreten wie Speichel, Tränenflüssigkeit, Nasenschleim etc. enthalten sind

Miktionsprotokoll oder -tagebuch: Mehrere Tage notieren, wann und wie oft man klein auf die Toilette muss und ob viel oder wenig Urin abgeht.

Nebennieren: Findet man auf jeder Niere – im Aussehen ähnlich einer kleinen Mütze. Die beiden Nebennieren bilden verschiedene lebenswichtige Hormone, unter anderem die sogenannten Stresshormone Cortisol und Adrenalin sowie den Hormonvorläufer Dehydroepiandrosteron (DHEA), die Ausgangssubstanz für männliche und weibliche Sexualhormone.

Nephritis: Nierenentzündung

Nephrone: Funktionelle Untereinheit der Niere

Nierenentzündung: Entzündung der Niere, die Fieber und Schmerzen verursachen kann, die Richtung Blase ausstrahlen

Nierenkolik: Hat man einen Nierenstein, zum Beispiel im Harnleiter, versucht der Körper, diesen wieder loszuwerden. Dadurch entstehen Krämpfe, die gefürchteten schmerzhaften Nierenkoliken, die oft in Schüben auftreten. Manchmal steigen die Entzündungswerte dann so stark an, dass eine Blutvergiftung droht.

Oxalsäure: Oxalsäure kommt in allen Pflanzen vor, jedoch nur einige wenige Nahrungsmittel enthalten so hohe Konzentrationen, dass sie der Gesundheit schaden könnten. Als gesundheitsschädlich gilt eine Konzentration ab 50 Milligramm je 100 Gramm. Viel Oxalsäure ist in folgenden Lebensmitteln enthalten: Spinat, Mangold, Amaranth, Sauerampfer, Yamswurzeln, Süßkartoffeln, Rote Bete, Rhabarber, Cashewkerne, Hasel-, Wal- und Erdnüsse, Sojabohnen, Weizenkleie, Kakao, Schokolade, Petersilie, schwarzer Tee und Instantkaffee.

Pili = Fimbrien: Eine große Zahl kleinerer Anhängsel rund um ein Bakterium. Die Bakterien sehen dadurch aus, als hätten sie Borsten oder einen Pelz auf ihrem Zellkörper. Sie helfen den Mikroorganismen, sich zum Beispiel an der Blasenwand festzuhalten.

Plasmapherese: Blutwäscheverfahren, das man vielleicht in Zukunft anwenden wird

Pyelonephritis: Nierenbeckenentzündung

Rezidiv: Erneuter Befall einer Krankheit

sekundäre Pflanzenstoffe: Im Allgemeinen handelt sich um eine Fülle chemisch sehr unterschiedlicher Verbindungen, die nur in sehr geringen Konzentrationen (maximal bis zu einigen Gewichtsprozenten aller Inhaltsstoffe, Wassergehalt bereits abgezogen) ausschließlich in Pflanzen vorkommen (Ausnahme Milch), beim Menschen eine medizinische Wirkung ausüben und Bestandteil zahlreicher Arzneimittel sind.

suPAR: Urokinase-Rezeptor, abgekürzt suPAR. Findet man diesen im Blut, weist das auf ein Nierenproblem hin.

Tubuli: Lateinische Bezeichnung für »Röhrchen«. Man verwendet den Begriff zur Bezeichnung röhrenförmiger Strukturen.

Ubichinon: Ohne diesen Vitalstoff ist die Energiegewinnung in der Zelle unmöglich, und es kommt zum Zelltod. Eine Überprüfung des Ubichinonstatus erscheint nach den vorliegenden wissenschaftlichen Erkenntnissen sinnvoll. Da auch zahlreiche Studien vorliegen, welche eine blutdrucksenkende Wirkung von Coenzym Q10 aufzeigen konnten, ist bei einem Mangel auf alle Fälle eine Supplementierung damit zu überlegen. Positive Ergebnisse wurden dabei mit relativ hohen Dosierungen (zwischen 100 und 300 mg täglich) erreicht. Hier sollte man den Arzt fragen, ob eine derartige Therapie sinnvoll ist, insbesondere bei Einnahme von Statinen zur Cholesterinsenkung.

Urethritis: Harnröhrenentzündung

Urothel: Flüssigkeitsstrom in den ableitenden Harnwegen

Wasservergiftung: Trinkt man zwei bis vier Liter Wasser täglich, schadet das nicht, obwohl etwa 1,5 Liter ausreichen. Trinkt man diese Menge jedoch innerhalb kurzer Zeit, kann es zu einer Verschiebung des Elektrolythaushaltes und im schlimmsten Fall zur Wasservergiftung kommen. Dies gilt in der Regel jedoch nur bei Personen, die an Herzinsuffizienz oder Nierenerkrankungen leiden.

Zystitis: Blasenentzündung

Hilfreiche Adressen

Deutschland

Deutsche Nierenstiftung
Grafenstraße 13
64283 Darmstadt
Telefon: 06151-78074-0
Fax: 06151-78074-29
E-Mail: info@nierenstiftung.de
www.nierenstiftung.de

Die Deutsche Nierenstiftung informiert, initiiert und unterstützt gezielt Maßnahmen zur Prävention und Früherkennung, um mögliche Dialysebehandlungen zu vermeiden, Folgeschäden und -erkrankungen zu vermindern oder auch das Risiko für Schlaganfall und Herzinfarkt deutlich zu reduzieren.

Verband Deutscher Nierenzentren (DN) e. V.

Steinstraße 27
40210 Düsseldorf
Telefon: 0211-179579-0
Fax: 0211-179579-60
E-Mail: info@dnev.de
www.dnev.de

Berufsverband der vertragsärztlich tätigen Fachärzte für Hochdruck- und Nierenkrankheiten in Deutschland. Eine zentrale Informationsquelle für alle Patienten und Personen, die sich mit dem Thema Nieren beschäftigen müssen.

Deutsche Gesellschaft für Nephrologie (DGfN) e. V.

Seumestraße 8
10245 Berlin
Telefon: 030-5213-7269
Telefax: 030-5213-7270
E-Mail: gs@dgfn.eu
www.dgfn.eu

Fachgesellschaft für klinische und wissenschaftliche Nephrologie. Bündelt als Dachverband die Interessen aller deutschen Ärzte und Wissenschaftler, die sich mit allen Nierenerkrankungen beschäftigen.

KfH Kuratorium für Dialyse und Nierentransplantation e. V.

Martin-Behaim-Straße 20
63263 Neu-Isenburg
Telefon: 06102-359-0
Telefax: 06102-359-344
E-Mail: info@kfh-dialyse.de
www.kfh.de

Das KfH gilt als Wegbereiter einer flächendeckenden Dialyseversorgung für eine umfassende und qualitativ hochwertige Versorgung nierenkranker Patienten in rund 200 KfH-Nierenzentren und 25 medizinischen Versorgungszentren. In den KfH-Nierenzentren werden nierenkranke Patienten in den nephrologischen Sprechstunden (auch in Kooperation mit niedergelassenen Ärzten und Krankenhäusern/Universitätskliniken) behandelt.

PHV – Der Dialysepartner

Nehringstraße 17
61352 Bad Homburg
Telefon: 06172-127-0
Fax: 06172-127-160
E-Mail: kontakt@phv-dialyse.de
www.phv-dialyse.de

Die gemeinnützige Stiftung dient der Förderung der Betreuung und Versorgung von Patienten, Hilfs- und Pflegebedürftigen, besonders in deren eigener Wohnung oder in besonderen Einrichtungen der Stiftung. Sie fördert die apparative Heimtherapie zur Dialyse.

Bundesverband Niere e. V. (BN e. V.)

Essenheimer Straße 126
55128 Mainz
Telefon 06131-85152
Telefax: 06131-835198
E-Mail: geschaeftsstelle@bnev.de
www.bundesverband-niere.de

Dieser Verein ist die Selbsthilfeorganisation der Dialysepatienten und Nierentransplantierten Deutschlands. Er will die Lebenssituation der chronisch Nierenkranken, der Dialysepatienten und der Nierentransplantierten verbessern.

Österreich

ÖGN – Österreichische Gesellschaft für Nephrologie
c/o Universitätsklinik für Innere Medizin III
Klinische Abteilung für Nephrologie und Dialyse
1090 Wien, Währinger Gürtel 18–20
Telefon: +43 (0)128802-5402
Telefax: +43 (0)128802-5480
E-Mail: oegn@wienkav.at
www.nephrologie.at

Dort findet man die Anlaufstelle zu den Themen Niere, Dialyse und Transplantation. Sie richtet sich sowohl an Nephrologen als auch an Patienten.

Schweiz

Schweizerische Gesellschaft für Nephrologie (SGN)
Postfach 567
3076 Worb
Telefon: +41 (0)31-711-24-60
Telefax: +41 (0)31-819-89-20
E-Mail: office@swissnephrology.ch
www.swissnephrology.ch

Die Schweizerische Gesellschaft für Nephrologie will eine optimale und qualitativ hochstehende Betreuung bei Nierenerkrankungen in der Schweiz.

Literaturverzeichnis

Berufsverband Deutscher Internisten e. V. (BDI) Wiesbaden: *Aufbau und Funktion der Niere, Lage der Nieren*, eingesehen: 10/19; www.internisten-im-netz.de/fachgebiete/niere-harnwege/aufbau-und-funktion/lage-der-nieren.html

Berufsverband Deutscher Internisten e. V. (BDI) Wiesbaden: *Schwangerschaft & Nierenschwäche*, zuletzt aktualisiert: 8/17; www.internisten-im-netz.de/krankheiten/nierenschwaeche-chronisch/schwangerschaft-nierenschwaeche.html

Berufsverband Deutscher Internisten e. V. (BDI) Wiesbaden: *Tipps für Nieren-Patienten*, letzte Aktualisierung: 8/17; www.internisten-im-netz.de/krankheiten/nierenschwaeche-chronisch/tipps-fuer-nieren-patienten.html

Bayerischer Rundfunk (BR): *Erkrankungen der Nieren – Was den Nieren schadet*, München, 6/15; www.br.de/radio/bayern2/sendungen/gesundheitsgespraech/themen/niere-nierenversagen-diabetes-100.html

Esche, B.: *Darum sind Erkrankungen der Niere so gefährlich*, 3/17, WDR Köln; www1.wdr.de/wissen/mensch/weltnierentag-100.html

EMF Digital GmbH: *Mit Kräuter Nieren reinigen*, Oerlinghausen, eingesehen: 9/19; www.eatmovefeel.de/mit-kraeuter-nieren-reinigen/

Feichter, M.: *Ernährung bei Niereninsuffizienz*, NetDoktor.de GmbH, München, 8/16; www.netdoktor.de/krankheiten/niereninsuffizienz/ernaehrung-bei-niereninsuffizienz/

Flemmer, Dr. Andrea: *Arthrose - Ich helfe mir selbst*, Schlütersche Verlagsgesellschaft mbH & Co KG, Hannover, 2018

Flemmer, Dr. Andrea: *Blasenprobleme natürlich behandeln*, Schlütersche Verlagsgesellschaft mbH & Co KG, Hannover, 2015

Flemmer, Dr. Andrea: *Bluthochdruck natürlich behandeln*, Schlütersche Verlagsgesellschaft mbH & Co KG, Hannover, 2013

Flemmer, Dr. Andrea: *Das Anti-Herzinfarkt-Ernährungsbuch*, Fel!x Verlags AG, Wintrich, 7/08

Flemmer, Dr. Andrea: *Das Anti-Krebs-Kochbuch*, Verlag Neumann-Neudamm, Melsungen, 2003

Flemmer, Dr. Andrea: *Das Mineralstoff-Kochbuch*, Verlag Neumann-Neudamm, Melsungen, 2004

Flemmer, Dr. Andrea: *Das Prämenstruelle Syndrom (PMS) natürlich behandeln*, Schlütersche Verlagsgesellschaft mbH & Co KG, Hannover, 2012

Flemmer, Dr. Andrea: *Der Ernährungsratgeber für ein gesundes Herz*, Schlütersche Verlagsgesellschaft mbH & Co KG, Hannover, 2014

Flemmer, Dr. Andrea: *Diabetes – Ich helfe mir selbst*, Schlütersche Verlagsgesellschaft mbH & Co KG, Hannover, 2018

Flemmer, Dr. Andrea: *Echt süß! Gesunde Zuckeralternativen im Vergleich*, VAK-Verlag, Kirchzarten bei Freiburg, 10/11

Flemmer, Dr. Andrea: »Fette – welche sind gesund?«, in: *Wochenblatt für Landwirtschaft und Landleben*, Nr. 29, Münster, 7/19

Flemmer, Dr. Andrea: *Gesunde Ernährung ab 40*, Schlütersche Verlagsgesellschaft mbH & Co KG, Hannover, 2011

Flemmer, Dr. Andrea: *Gicht – Ich helfe mir selbst*, Schlütersche Verlagsgesellschaft mbH & Co KG, Hannover, 2019

Flemmer, Dr. Andrea: »Vitamin D – ein wertvolles Schutzschild«, in: *kinderkrankenschwester* Heft 5, Max Schmidt-Römhild Verlag, Lübeck, 5/15

Flemmer, Dr. Andrea: »Wie viel Flüssigkeit braucht der Mensch wirklich?«, in: *Die Medizinischen Fachangestellten*, Zeitschrift für die berufliche Bildung, NWB Verlag GmbH und Co. KG, Herne, 5/18

Gräber, R.: *Nierenprobleme – Und was Sie selbst tun können*, Preetz, 12/18; www.naturheilt.com/Inhalt/Nierensteine.htm

Gesundheitsinformation Online-Portal: *Der menschliche Körper: Wie funktionieren die Nieren?*, Stiftung für Qualität und Wirtschaftlichkeit im Gesundheitswesen, Köln, eingesehen: 7/19; www.gesundheitsinformation.de/wie-funktionieren-die-nieren.2240.de.html

Heim, T.: *Arthrose – Beweglich bleiben*, Stiftung Warentest, Berlin, 2014

Klein, W: *Vitamin D und Niereninsuffizienz – Grundlagen und Übersicht über die Literatur*, Diplomarbeit an der Med. Univ. Graz, 4/12; Vitamin D und Niereninsuffizienz – MED-Online.pdf

Klindt, K.: »So bleiben die Nieren gesund«, in: *Seniorenratgeber*, aktualisiert 6/16, Wort & Bild Verlag Konradshöhe GmbH & Co. KG, Baierbrunn; www.senioren-ratgeber.de/Gesundheit/So-bleiben-die-Nieren-gesund-350383.html

KfH Kuratorium für Dialyse und Nierentransplantation e.V.: *Wie bleiben die Nieren im Alter gesund?*, 3/14, Neu-Isenburg/Tirschenreuth; www.kfh.de/presse/pressemitteilungen/detail-ansicht/news/67-wie-bleiben-die-nieren-im-alter-gesund/

Krämer, K.: »Es muss nicht immer ein Antibiotikum sein! Die aktualisierte Leitlinie zur Behandlung unkomplizierter Harnwegsinfekte«, in: *Deutsche Apotheker Zeitung*, Stuttgart, eingesehen: 9/19; www.deutsche-apotheker-zeitung.de/daz-az/2017/daz-43-2017/es-muss-nicht-immer-ein-antibiotikum-sein

NDR: *Visite: Die Niere*, Sendung des NDR, 7/19; www.ndr.de/ratgeber/gesundheit/Nierenschwaeche-erkennen-und-behandeln,niere118.html

PraxisVITA: *Was den Nieren gut tut*, Redaktion PraxisVITA, 3/14, Bauer Xcel Media Deutschland KG, Hamburg; www.praxisvita.de/was-den-nieren-gut-tut-2988.html

Preuk, M.: *Nieren: Was sie zerstört – und was sie schützt. 7-Tage-Plan: Was Sie essen müssen, um Ihre Nieren schnell zu entgiften*, 6/19, FOCUS Online, München; www.focus.de/gesundheit/ernaehrung/nieren-entgiften-in-7-tagen-was-sie-essen-muessen-um-das-organ-zu-entgiften_id_10543846.html

Schilcher, H. (Hrsg.): *Leitfaden Phytotherapie*, 5. Aufl. 2016, Urban & Fischer Verlag bei Elsevier, München

Stiftung für Qualität und Wirtschaftlichkeit im Gesundheitswesen (IQWiG): *Wie viel Sport ist gut?*, 2/18, Köln; www.gesundheitsinformation.de/was-bringen-ernaehrung-und-sport.2606.de.html?part=behandlung-dr

Willenbücher, A.: *Nierensteine verhindern: Diese Maßnahmen helfen*, Sendung des NDR, 2/19; www.ndr.de/ratgeber/gesundheit/Nierensteine-behandeln-und-verhindern,nierensteine108.html

Xenius: *Nieren – Unser Klärwerk*, Sendung von Arte, 11/19; www.arte.tv/de/videos/078161-009-A/xenius-nieren/

Stichwortverzeichnis

Über die Autorin

Dr. Andrea Flemmer ist promovierte Diplom-Biologin und Ernährungswissenschaftlerin. 1991 erschien ihr erstes Buch *Fröhliches Wörterbuch Umweltschutz*. 2002 erhielt sie den Neubiberger Umweltpreis für ihr »kontinuierliches und ideenreiches Engagement in der Umweltbildung«. Nach der Promotion begann sie als kommunale Umweltschutzbeauftragte und hielt Vorlesungen rund um die Thematik »Einführung in Natur- und Umweltschutz« an der Fachhochschule München.

Während und nach der Erziehungszeit für ihre Tochter setzte sie ihre Tätigkeit als Fachbuchautorin mit zahlreichen Ratgebern fort. Dazu gehört auch *Nervennahrung, Magen- und Darmprobleme natürlich behandeln, Selbsthilfe bei Gicht* und das neueste: *Der Anti-Krebs-Ratgeber*. Die Bücher wurden von Fernsehauftritten im ARD/ZDF/WDR Moma, MDR, Bayerischen Fernsehen und bei TV München begleitet.